时代新健康系列

儿童常见病的自我调养
ERTONG CHANGJIANBING DE ZIWO TIAOYANG

胡维勤 ◎ 编著

时代出版传媒股份有限公司
安徽科学技术出版社

图书在版编目（CIP）数据

儿童常见病的自我调养 / 胡维勤编著. — 合肥：安徽科学技术出版社，2015.1（2025.6重印）
（时代新健康系列）
ISBN 978-7-5337-6505-7

Ⅰ. ①儿… Ⅱ. ①胡… Ⅲ. ①小儿疾病－常见病－食物疗法②小儿疾病－常见病－穴位疗法 Ⅳ. ① R247.1 ② R245.9

中国版本图书馆 CIP 数据核字（2014）第 267777 号

儿童常见病的自我调养　　　　胡维勤　编著

出版人：王筱文　　选题策划：丁凌云　吴　玲　　责任编辑：杨　洋
出版发行：安徽科学技术出版社　　http://www.ahstp.net
（合肥市政务文化新区翡翠路1118号出版传媒广场，邮编：230071）
电话：（0551）63533330
印　制：北京一鑫印务有限责任公司　　　　电话：（010）61424266
（如发现印装质量问题，影响阅读，请与印刷厂商联系调换）

开本：720×1016　1/24　　印张：6　　字数：150 千
版次：2015 年 1 月第 1 版　　2025 年 6 月第 2 次印刷

ISBN 978-7-5337-6505-7　　　定价：59.00 元

版权所有　　侵权必究

前言 PREFACE

世界卫生组织（WHO）对新世纪"健康"的定义是：健康不仅仅是指没有疾病或者不虚弱，而是身体上、心理上、社会适应上的完好状态。其中社会适应性取决于身体和心理的素质状况，而身体健康又是心理健康的物质基础。总而言之，良好的身体状况有利于维持良好的情绪状态，保证心理健康和良好的社会适应性。

然而，随着经济的发展，人们生活水平提高的同时，生活节奏也越来越快，更多的人也出现了亚健康状态，表现为容易便秘、失眠、疲劳、颈肩腰腿痛等，这些大多是由于不良的饮食和生活习惯引起。人一旦长期处于亚健康状态，很容易导致一系列慢性疾病，如肠胃病、肝病、肾病等。另外，由于西方生活方式的引入，高蛋白质、高嘌呤食物的摄入增加，引起肥胖、高血压、高脂血症、糖尿病、痛风等病症的增多，严重影响人们的身心健康。

人们对健康的关注度逐渐升高，其实很多时候，保持良好的生活方式和饮食习惯，就能有效地调理并缓解各种病症。本套"时代新健康系列"丛书，秉承"新健康"的理念，以帮助人们调理亚健康状态、缓解各种疾病症状为目的，为读者提供各类病症的"自我调养"方式，为健康加分。

办公室一族，因长期久坐、伏案工作，工作压力大又缺乏锻炼，容易出现失眠、便秘、疲劳等亚健康症状，颈椎、腰椎也出现多种不适，严重威胁身心健康。《便秘的自我调养》《失眠的自我调养》分别为读者介绍了相应的基础知识、宜吃食物、忌吃食物、调养食谱、穴位疗法等，轻松解除便秘和失眠的痛苦；《职场疲劳的自我调养》

《颈肩腰腿痛的自我调养》则从各个角度对职场各类疾病进行了深度剖析,并从食疗和穴位疗法方面全面调理各种亚健康症状,还办公室一族一个健康的身体,保证正常的生活和工作状态。

从调理常见疾病入手,《肠胃病的自我调养》《肾病的自我调养》《肝病的自我调养》《男科病的自我调养》《妇科病的自我调养》则有针对性地为患者提供可行的饮食疗法、穴位疗法、运动疗法等,让患者从多方面收获健康。

"三高"、痛风等病症通常被称为"慢性杀手",而饮食疗法对其的预防和控制有积极作用。《高血压的自我调养》《痛风的自我调养》《糖尿病的自我调养》《高脂血症的自我调养》精心选取对症的调养食材,为患者提供实用的饮食原则和调理食谱,配合运动、穴位调养法,达到控制病情及有效预防并发症的目的。

儿童是祖国的花朵,是未来的希望,但是一些常见病也会困扰着稚嫩的他们,作为家长,拥有一本《儿童常见病的自我调养》是很有必要的,书中提供了针对儿童各种常见病的饮食和生活调养法,为孩子扫去"阴霾",还孩子成长健康成长的天空。

疾病本身并不可怕,可怕的是对疾病的误解和不正确的调养方式。本套丛书所列出的调养方式,并不能代替常规医疗,如果患者病情严重,应积极就医,以免延误病情。愿本套"时代新健康系列"丛书所传达的新健康理念,为读者的身心健康带来帮助。

目录 CONTENTS

Part 1 儿童健康的基础知识

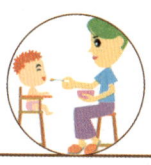
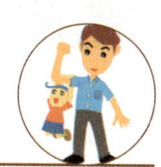

儿童生理与心理特点……………002
儿童生理功能特点………………002
儿童心理社会特点………………002

儿童生长发育规律及影响因素……004
儿童生长发育的一般规律………004
儿童生长发育的影响因素………005

儿童的保健重点…………………007
注意合理喂养……………………007
培养儿童良好的生活习惯………008
预防意外事故的发生……………008
预防龋齿…………………………008
保护视力…………………………009

儿童饮食的注意要点……………010
儿童饮食注意事项………………010
适合儿童的食物…………………010
儿童四季饮食要点………………011

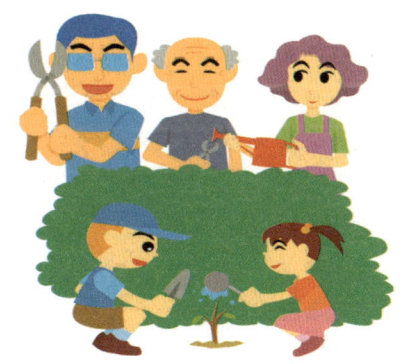

Part 2 儿童常见病的饮食调养

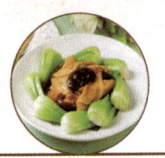
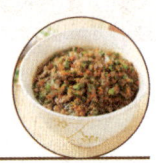

感冒 ·················· 014
萝卜炖排骨 ·············· 015
冬瓜银杏粥 ·············· 015
鲈鱼西蓝花粥 ············ 016
蘑菇海鲜浓汤 ············ 016
白菜玉米粥 ·············· 017
生菜鸡丝面 ·············· 017
咳嗽 ·················· 018
干贝蒸萝卜 ·············· 019
红枣冰糖南瓜 ············ 019
咽炎 ·················· 020
胡萝卜汁米粉 ············ 021
杏仁豆浆 ················ 021
支气管肺炎 ············ 022
甘蔗雪梨牛奶 ············ 023
无花果红薯黑米粥 ········ 023
支气管哮喘 ············ 024
雪莲果银耳甜汤 ·········· 025

核桃冰糖炖梨 ············ 025
百日咳 ················ 026
川贝蜜瓜 ················ 027
马蹄汁 ·················· 027
川贝蒸鸡蛋 ·············· 028
菊花雪梨黄豆浆 ·········· 028
白萝卜汤 ················ 029
枸杞川贝花生粥 ·········· 029
鹅口疮 ················ 030
绿豆菊花汤 ·············· 031
冰糖芦荟羹 ·············· 031
消化不良 ·············· 032
香煎牛奶糊 ·············· 033

什锦菜粥	033
厌食	034
山药炖猪血	035
开胃罗宋汤	035
腹泻	036
蓝莓山药泥	037
苹果红糖饮	037
山药糯米粥	038
四神沙参猪肚汤	038
榛子枸杞桂花粥	039
枣泥小米粥	039
便秘	040
橄榄油拌西芹玉米	041
红薯玉米粥	041
急性阑尾炎	042
果汁白菜	043
冬瓜火腿片汤	043
无花果饮	044
生姜米醋炖冬瓜	044
百合汁	045
牛奶芦荟粥	045
矮小症	046
黄豆大骨汤	047
排骨青菜粥	047
低血糖	048
糙米绿豆红薯粥	049
鸡蛋燕麦糊	049
糖尿病	050
芝麻麦仁粥	051
冬瓜鲫鱼汤	051
紫甘蓝拌海蜇丝	052
薏米麦仁粥	052
香菜杂粮粥	053
清炒白灵菇	053
甲状腺功能减退症	054
奶香水果燕麦粥	055
虾仁馄饨	055
手足口病	056
山药荷叶大米粥	057
芦荟白梨粥	057
流行性腮腺炎	058
黄连冬瓜鱼片汤	059
苦瓜皮蛋枸杞粥	059
鼻炎	060
金橘枇杷雪梨汤	061
葱白红枣鸡肉粥	061

龋齿 ················· 062
红烧双菇 ················· 063
芹菜红枣汤 ··············· 063
近视 ················· 064
三色肝末 ················· 065
鸡肝面条 ················· 065
结膜炎 ··············· 066
灯芯草雪梨汤 ············· 067
苦瓜汁 ··················· 067
山药绿豆汤 ··············· 068
银耳木瓜羹 ··············· 068
雪梨蜂蜜苦瓜汁 ··········· 069
大米绿豆粥 ··············· 069
痱子 ················· 070
酸奶水果沙拉 ············· 071
蜜汁苦瓜 ················· 071
湿疹 ················· 072
白菜冬瓜汤 ··············· 073

苦瓜豆腐汤 ··············· 073
荨麻疹 ··············· 074
苦瓜绿豆汤 ··············· 075
白萝卜海带汤 ············· 075
麻疹 ················· 076
桑豆百合浆 ··············· 077
胡萝卜瘦肉粥 ············· 077
水痘 ················· 078
金银花绿豆汤 ············· 079
红枣核桃米糊 ············· 079
马齿苋炒黄豆芽 ··········· 080
黄瓜苹果汁 ··············· 080
芦荟炒玉米粒 ············· 081
绿豆奶粥 ················· 081
营养不良 ············· 082
肉末胡萝卜炒青豆 ········· 083
环玉狮子头 ··············· 083
黄花鸡丝 ················· 084
苦瓜虾仁炒蛋 ············· 084
虾仁脆腰果 ··············· 085
猪肝鱼肉汤 ··············· 085
小儿肥胖症 ··········· 086
虾皮炒冬瓜 ··············· 087

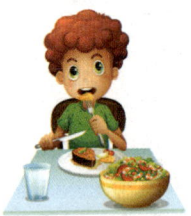

蔬菜沙拉 087	苦瓜菠萝汤 093
缺铁性贫血 088	**锌缺乏症** 094
菠菜炒猪肝 089	猪肝肉饼 095
菠菜炖豆腐 089	牡蛎汤 095
维生素A缺乏症 090	**小儿佝偻病** 096
胡萝卜青菜饭卷 091	猪肝熘苳瓜 097
猪肝土豆泥 091	豆腐紫菜鲫鱼汤 097
菠菜猪肝煲木耳 092	鱼末豆腐粥 098
胡萝卜柑橘汁 092	油菜炒鸡片 098
牛蒡红薯面 093	

Part 3 喝对花草茶，调理常见病

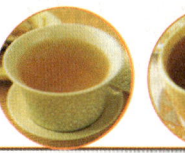
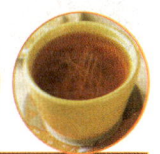

梅干红茶 100	西洋参黑糖茶 105
乌梅太子参茶 101	乌龙绿豆冰糖茶 105
白梨绿茶 101	黄豆红枣茶 106
食醋绿茶 102	干姜红枣茶 107
浮小麦饮 103	枣花蜜绿茶 107
李子茶 103	桂花绿茶 108
桃花蜜茶 104	三鲜茶 109

花生冰糖茶 …… 109	薄荷甘草茶 …… 114
莱菔子绿茶 …… 110	清心明目茶 …… 115
透疹甘胡茶 …… 111	生姜红枣茶 …… 115
二胡茶 …… 111	金盏菊健胃茶 …… 116
车前子红茶 …… 112	金银花连翘茶 …… 117
茯苓清菊消肿茶 …… 113	止咳糖水饮 …… 117
姜糖茶 …… 113	蜂蜜柠檬红茶 …… 118

Part 4 特效穴位调理儿童常见病

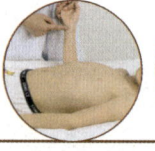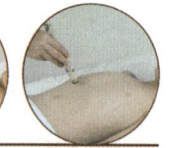

合谷穴按摩法 …… 120	四白穴按摩法 …… 127
太阳穴按摩法 …… 121	天冲穴刮痧法 …… 128
神阙穴按摩法 …… 122	通天穴刮痧法 …… 129
天枢穴按摩法 …… 123	风市穴刮痧法 …… 130
足三里穴按摩法 …… 124	尺泽穴刮痧法 …… 131
三阴交穴按摩法 …… 125	神门穴艾灸法 …… 132
太渊穴按摩法 …… 126	中脘穴艾灸法 …… 133
血海穴按摩法 …… 127	大椎穴艾灸法 …… 134

part 1 儿童健康的基础知识

健康的体魄能让孩子拥有积极的人生态度，拥有充沛的精神，拥有坚强的意志，而这些都和父母的悉心照顾密切相关。

众所周知，儿童期是孩子生长发育的旺盛时期，但同时这一时期也是孩子免疫能力最薄弱、最容易受到外界病毒感染的时期。正确认识儿童成长的一般规律，掌握一些儿童健康保健常识，父母便能以更科学、更客观的态度去教育孩子，成功打造孩子强健的体魄。本章将就这些内容，为大家进行详细的讲述。

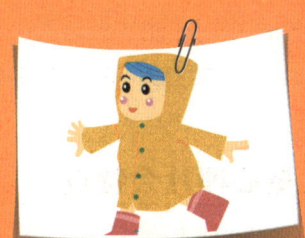
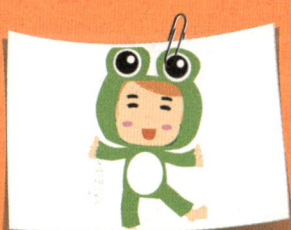
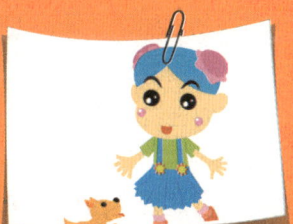

儿童生理与心理特点

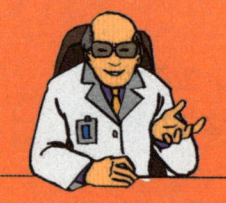

儿童的身心发展既有连续性又有阶段性，为了使孩子的发展潜力得到最大限度的发挥，父母需要主动去认识孩子身心发展的特点和一般规律。

儿童生理功能特点

儿童期是人生发育的重要阶段，每一年龄阶段的生理、心理、病理特点均有所不同，与成人更有明显差异。年龄越小，差别越大。生长，表示身体和器官的量的增长；发育，指细胞、组织器官的分化完善及其功能的成熟，即质的变化，如大脑的发育。生长与发育关系密切，是身体在量和质两方面进展的动态变化。

儿童各系统器官的功能会随年龄增长而逐渐发育成熟，因此不同年龄儿童的生理生化正常值，如心率、呼吸频率、血压、血清和其他体液的生化检验值等各自不同。此外，某年龄阶段的功能不成熟常是疾病发生的内在因素，如婴幼儿的代谢旺盛、营养需求量相对较高等，都易引发疾病。

儿童的特异性和非特异性免疫功能均不成熟。新生儿虽然可以从母亲那里获得免疫球蛋白，但6个月后其浓度就会逐渐下降，其自行合成的免疫球蛋白通常要经过比较长的一段时间才能达到成人水平，所以，孩子越小就越容易患感染性疾病。

儿童心理社会特点

儿童在婴儿期发育速度很快，而知觉发育较慢，当开始出现明显的注意力和初步的记忆能力时，其思维尚处于萌芽状态。6个月以后的儿童会对外人产生疑惧,因此接触儿童时态度和蔼十分重要;幼儿期儿童,特别是2岁以后能独立行走,双手开始学会使用工具,开始能以语言作为思想交流的工具;1岁以后儿童喜欢做自己想做的事,不太顺从成人,此时成人切忌使用请求的口吻,以免养成儿童抗拒的习惯;2~3岁后儿童会表现出好奇心,成人应帮助儿童认识周围。

学龄前期,由于手脚灵活性开始发展,小儿的活动范围扩大,他们对周围事物产生强烈的兴趣,好奇、好动又好问,喜欢模仿成人的举动,且有强烈的自我意识,要求独自活动,但他们的知识、经验和能力有限,因此常事与愿违。游戏是解决这一矛盾的最好形式,也是培养智力、增强体力的最基本方式。学龄前儿童怕羞心理明显,做检查时应加以注意。

青春期的少年会表现出强烈的自立要求和好胜心,同时也会对异性怀有兴趣,但常表现得很幼稚,行动上通常带有很大的盲目性。成人应给予特别关心和注意,要尊重他们的意见,予以正确的指导、监督,既要鼓励他们的独创性和自觉性,又要恰当地克服他们的盲目性、冲动性和依赖性。

儿童的心理发育在婴儿期、幼儿期就要打好基础,学龄前期更要注意对其的心理教育,到学龄期则是一个大转折,因为能够与老师、家长沟通思想,这对培养健康的心理状态有着奠基的作用。

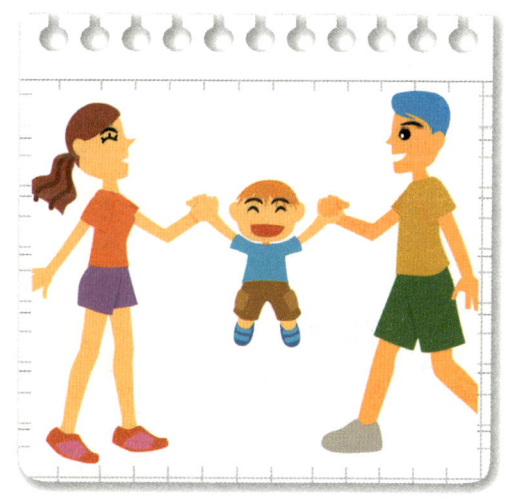

儿童生长发育规律及影响因素

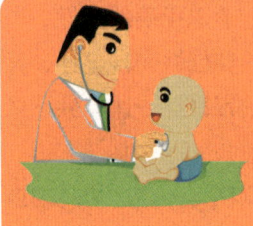

儿童的生长发育遵循一定的规律，认识其规律性有助于父母对儿童的生长发育状况作出准确的评估，从而能在每一年龄阶段不失时机地进行引导。

儿童生长发育的一般规律

●连续性和阶段性

儿童的生长发育是一个从量变到质变的连续不断的过程，但其速度具有明显的阶段性。首先，孩子在出生后的6个月内，生长速度是最快的，尤其是开始3个月，是出生后的第一个生长高峰，半年以后生长速度开始减慢。当孩子进入青春期时，其生长速度又开始加快，迎来生长的第二个高峰。

●不平衡性

儿童身体各系统的发育快慢不同，有先有后。其中，神经系统的发育最早，生殖系统发育最晚，淋巴系统发育是先快然后变慢，皮下脂肪的发育在年幼的时候发育比较快，而肌肉组织的发育则要到学龄期才开始加速。

●顺序性

儿童的生长发育遵循由上到下、由近到远、由粗到细、由低级到高级、由简单到复杂的规律。从上到下体现在，孩子刚出生都是先会抬头，然后会抬胸，再会坐、站到会走；从近到远体现在，先会抬肩和伸臂，再会控制双手的活动；由粗到细体现在，先学会用手掌握持物品，再发展到能用手指来捏取物品；由简单到复杂体现在，先学会画直线后学会画圆、画人，先学会咿呀发音，而后学会说简单的字句；从低级到高级体现在，先学会感觉、认知，再发展到记忆、思维，再到分析和判断。

儿童生长发育的影响因素

●遗传因素

儿童生长发育的特征、潜力、趋向、限度等都受父母双方遗传因素的影响。一般来说，高个子父母所生孩子的身高要比矮个子父母所生的同龄儿童身高要高一些，而且男孩的身高主要决定于父亲的身高，而女孩的身高则主要决定于母亲的身高。

●环境因素

母亲状况

母亲的生活环境、营养、情绪、疾病等各种因素都会影响胎儿在子宫内的发育，从而决定孩子出生后生长发育是否健康。如果母亲总是营养不良，不仅会引起流产或早产，孩子出生以后体格生长和大脑的发育也会迟缓；如果母亲孕期受药物治疗、放射线照射、环境毒物污染和精神创伤等，也会使孩子后期的发育受阻。

营养

营养是生长发育最重要的物质基础。儿童正处于旺盛的生长发育阶段，必须不断从外界摄取足够的热量和各种营养素，以满足生长发育的需要。热量和营养素摄入不足，不仅会引起生长发育迟滞，还会影响智力发育，导致学习能力下降，严重者可引发急、慢性营养不良和各种营养素缺乏症。年龄越小，受营养的影响越大。

儿童正常的生长发育还需要足够的蛋白质，且要求高质量的蛋白质，其蛋白

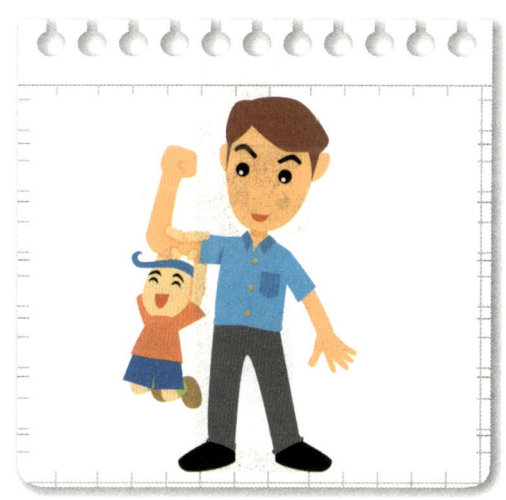

质氨基酸模式与人体蛋白质氨基酸模式接近，由此充分提供机体所需要的全部氨基酸，被机体利用的程度高，所以营养价值就高。

生活环境

良好的居住环境和卫生条件，如阳光充足、空气新鲜、水源清洁等，有利于儿童的生长发育，反之则带来不利影响。合理的生活制度、护理、教养、锻炼等对儿童的体格生长和智力发育也起着重要的促进作用。家庭的温暖、父母的关爱和良好的学校教育、社会教育等，对儿童性格和品德的形成、情绪的稳定和神经精神的发育都有着深远的影响。

疾病

任何急、慢性疾病对儿童生长发育都能发生直接影响，影响程度则决定于病变涉及的部位、病程的长短和疾病的严重程度。一般急性疾病对生长的影响是暂时的，尤其是在身体营养状况良好的情况下，可以很快恢复，但像反复的呼吸道感染和腹泻等，如果治疗不当时，往往会影响儿童的生长发育；慢性疾病如慢性肝炎、慢性肾炎、哮喘、心脏病、贫血等均可影响身高增长。此外，如染色体异常、内分泌疾病、骨和软骨发育障碍等重大疾病，都会引起儿童身高明显低于同龄儿，医学上称为病理性矮小。

因此，积极防治疾病对生长期的儿童有十分重要的意义，通过早期诊断和治疗，一些疾病造成的生长损害是可以得到完全或部分恢复的。

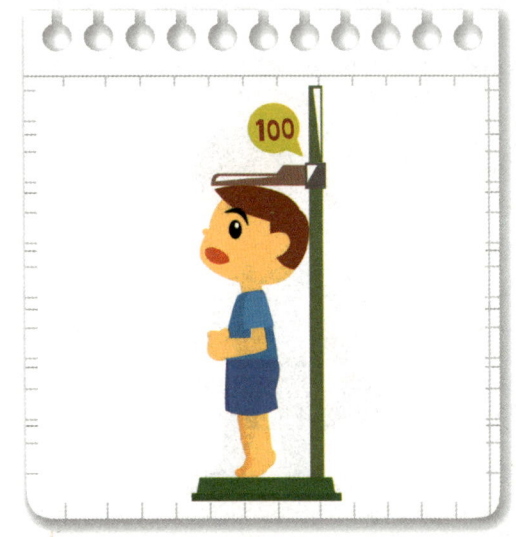

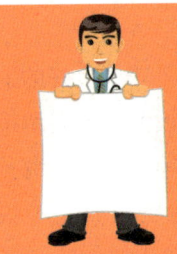

儿童的保健重点

通过对孩子生长发育特点的了解，和生长发育规律及其影响因素的认识，父母应有重点地采取保健措施，加强有利条件，防止不利因素，促进和保证儿童的健康成长。

注意合理喂养

①婴儿出生以后的头6个月，母乳为他们提供了所需的全部食物和饮料，母乳喂养应坚持到2岁或者更晚。

②儿童饮食应注意供给足够的能量和优质蛋白质，食物应细、烂、软、碎，烹调应多样化，注意色、香、味。

③孩子的胃比成年人小，一餐不能吃太多，但儿童的生长对营养的需求却很大，因此儿童要少食多餐。

④儿童每周至少吃两个鸡蛋，鱼、肉、豆腐则可替换食用。

⑤儿童应吃煮烂的豆类、粥或与鱼肉末、肉末混合的食物，多吃蔬菜和水果，还应在食物中加入一两匙食用油。同时，所有的食物应该现做现吃，并保证每天给孩子进食5~6次。

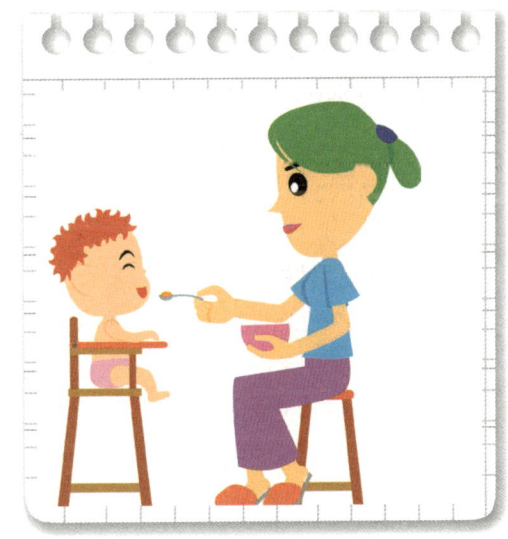

培养儿童良好的生活习惯

●睡眠习惯

应训练孩子定时且有规律地主动入睡,并教导孩子养成正确的睡眠姿势和独立睡眠的习惯。孩子睡觉前不宜过度兴奋,房间保持温度适宜,保证空气新鲜以及被褥柔软舒适,不要让孩子蒙着被子或吮着手指入睡。

●进食习惯

父母要给孩子营造良好的进餐氛围,不要在进餐时责怪或打骂孩子,逐步养成孩子独立进食的能力,不要边玩耍边喂食,吃饭要做到定时、定量,同时还要养成孩子不偏食、不挑食、少吃零食的习惯。

●大小便习惯

儿童于一岁左右即能主动表示要大、小便,父母可以采用条件反射的方法有目的性地训练孩子,让其养成主动坐盆、不随地大小便的习惯,在训练的过程中还要多多给予赞赏和鼓励。

●卫生习惯

父母要从小教育孩子养成良好的卫生习惯,比如饭后漱口,饭前、便后洗手,睡前刷牙、洗脸、洗脚等,还要教育孩子不随地乱扔垃圾、不捡脏东西、不吸手指、不咬布巾等。

预防意外事故的发生

当孩子具备独立活动的能力时,天生的好奇心会让孩子凡事都要探个究竟,这个时候如果稍不注意就很容易导致意外事故的发生。父母在这期间要给予孩子更多的关注,应注意防止其吸入异物、烫伤、跌倒,同时要给孩子营造一个舒适、安全的活动环境,消除容易发生事故的安全隐患。

预防龋齿

龋齿俗称"虫牙",是儿童常见病,患病率达50%~75%,是由于口腔中有大量细菌存在，牙齿表面积存有食物残渣，在牙齿的沟、窝及牙间隙内食物更易积存，残存食物被细菌分解产生酸，破坏牙釉质产生龋洞，继而破坏牙本质、牙髓腔而产生的疾病。龋病可以产生剧烈疼痛与牙周肿胀，危害儿童健康。

其预防方法如下：

①注意口腔卫生，培养良好的口腔卫生习惯，掌握正确的刷牙方法。进食后应漱口，从3岁开始每餐饭后要刷牙。

②注意饮食卫生，多食含高纤维的食物及含钙、磷、氟和维生素D的食物，少吃甜食，特别是睡前不能吃糖果、糕点。

③定期检查口腔，及早发现问题，及时治疗。

保护视力

儿童近视有逐年增加的趋势，其发生的原因与遗传和环境因素有关，但主要原因还是用眼习惯不佳，不注意用眼卫生，长时间和近距离用眼。

其预防方法如下：

①培养良好的用眼习惯，读书、写字姿势要正确，眼睛与书本保持30厘米距离。连续读写40~50分钟，应该休息10分钟。

②不躺着看书，不在走路时看书，不在阳光直接照射下看书，不在光线暗淡处看书。

③改善室内采光和照明条件，为儿童学习配备护眼灯具。

④全面加强儿童营养，增强体质。

⑤定期检查视力，最好每半年检查1次。

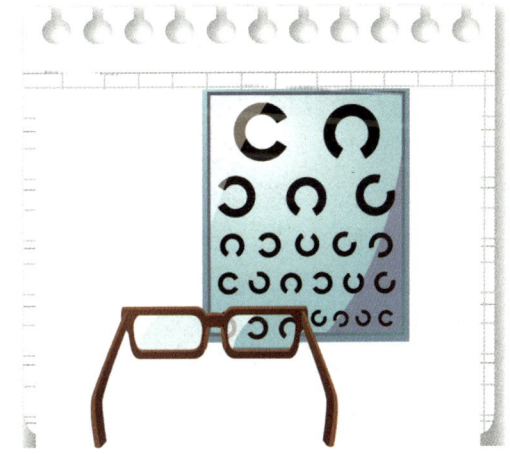

儿童饮食的注意要点

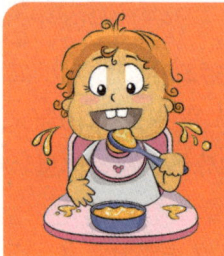

儿童处于生产发育的特殊阶段,在饮食上父母应给予重点关注。掌握孩子的饮食要点,才能及时调整饮食方案,提供孩子生长发育需要的全面营养。

儿童饮食注意事项

①父母可以给孩子多吃富含氨基酸的食物,提高孩子的免疫力,促进身体发育。

②忌暴饮暴食,不要吃饭的时候看书或说笑,或躺着吃,一边吃一边看电视。

③忌多食过甜、过凉的食物,如巧克力、冰淇淋等;少喝碳酸饮料。

④父母要合理安排学龄前儿童的饮食,每天定时、定点、定量。

⑤饭前要洗手,饭后要漱口,这样才能够保持口腔健康。

⑥吃饭的时候要细嚼慢咽,但是绝对不允许一顿饭的时间无限延长,最好在半小时内结束。

⑦父母给孩子盛饭的时候,一定不要一次性装太多,不要让孩子养成剩饭的习惯。

⑧养成孩子良好的进食习惯,不偏食、不挑食。

⑨科学选择零食。高糖、高盐、高脂肪类零食最好不要吃;糖果、油炸食品、碳酸饮料、雪糕、冰淇淋等要少吃或尽量不吃。

适合儿童的食物

主食及豆类: 粳米、籼米、紫米、绿豆、赤小豆、黑豆、豆腐、大米、小米、小麦、大麦、燕麦、荞麦、大豆及其制品等。

蔬菜： 胡萝卜、土豆、菠菜、大白菜、青椒、南瓜、黄瓜、豆芽、海带、黑木耳、红薯、西红柿、青菜、洋葱、芹菜、花菜、蘑菇、紫菜、笋等。

肉蛋奶： 猪瘦肉、排骨、牛肉、羊肉、鸡肉、鸭肉、猪肝、鲫鱼、带鱼、黄鳝、泥鳅、虾、虾皮、鸡蛋、黄鱼、牡蛎、牛奶等。

水果： 苹果、香蕉、橘子、西瓜、桃子、哈密瓜、芒果、火龙果、猕猴桃、菠萝、草莓、梨等。

其他： 核桃仁、花生、葵花子、榛子、松子、燕窝等。

儿童四季饮食要点

●春季饮食要点

春天，万物生长，建议儿童春季饮食应以高热量为主，除豆类制品外，还应选用芝麻、花生、核桃等食物，再配合优质蛋白质食品，如鸡蛋、鱼肉、虾、牛肉、鸡肉、兔肉等，给孩子更充足的营养补充。此外，春季细菌、病毒等易引发过敏和呼吸道感染等疾病，因此让孩子摄取足够的维生素和矿物质以提高机体免疫力，增强机体的抗病能力。

●夏季饮食要点

炎热的夏季，人体能量消耗最大，处于生长发育旺盛期的儿童对蛋白质、水、维生素及微量元素的需求量有所增加，同时汗液可以使大量微量元素及维生素丢失，使人体的抵抗力降低，胃口不好。因

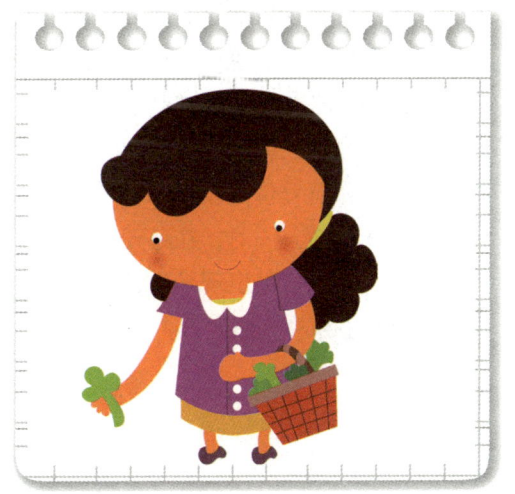

此建议家长注意食物的色、香、味，多在烹调技巧上下功夫，增加孩子的食欲。同时在夏季可以给孩子吃些具有清热祛暑功效的食物，例如苋菜、藕、绿豆芽、西红柿、黄瓜、冬瓜、西瓜等。

●秋季饮食要点

秋高气爽，气候宜人，儿童食欲也开始提高。家长要让儿童摄取充足的营养，促进孩子的生长发育，补充夏季的消耗。秋季饮食应以滋阴润燥为主，多吃些芝麻、核桃、雪梨等。同时，素来体弱、脾胃不好、消化不良的儿童，可以吃一些具有健脾补胃作用的食品，如莲子、山药、扁豆等。秋季饮食要遵循"少辛增酸"的原则，即少吃一些辛辣的食物，如葱、姜、蒜、辣椒等，多吃一些酸味的食物，如鸡蛋、猪肉、花生等。

●冬季饮食要点

冬季寒冷，人体受寒冷的影响，机体的生理和食欲均会发生变化。因此儿童冬天的营养应以增加热量为主，可适当多摄入富含碳水化合物和脂肪的食物，还应摄入充足的蛋白质，如瘦肉、鸡蛋、鱼类、乳类、豆类及其制品等。这些食物所含的蛋白质不仅利于人体消化吸收，而且富含必需氨基酸，营养价值较高，可增加人体耐寒和抗病能力。同时，在冬天，蔬菜品种较单调，儿童容易出现维生素不足的情况，所以可适当补充维生素。

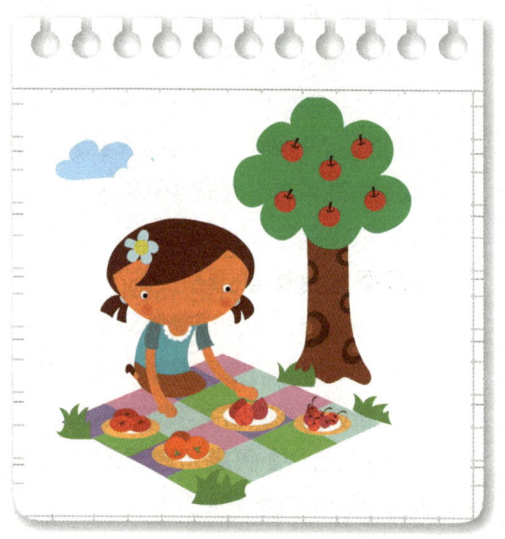

part 2 儿童常见病的饮食调养

儿童期是生长发育的一个重要阶段,此时儿童还没有很强的自我保健意识,加上对疾病的抵抗力差,难免会生病。作为家长,看见孩子生病总是很心痛,稍不注意或疏于照顾,还可能导致儿童病情加重,所以充分了解儿童常见病,做到"心中有数,病来不慌"是作为聪明家长的法宝。

本章选取33种儿童常见病,详细介绍了它们发病的诱因、表现、日常护理、饮食宜忌及调养等多方面,帮助新手父母做到"胸有成竹",若有疾病发生,可有基本常识应对。

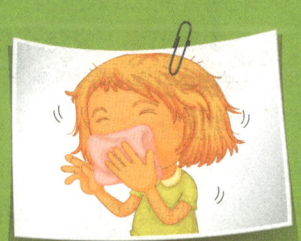 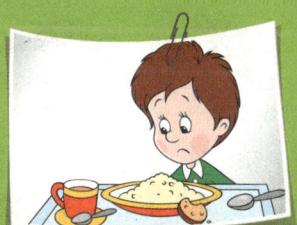 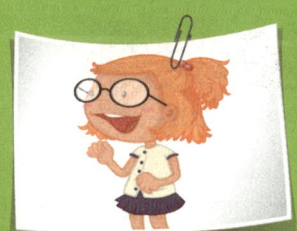

感冒

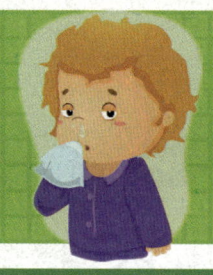

病症简介

感冒又称急性上呼吸道感染,大部分为病毒感染引起,少数为细菌或肺炎支原体引起。各种导致防御功能降低的原因,如受凉、淋雨、气候突变、过度疲劳等都可以诱发小儿感冒。儿童多骤然起病,可出现流涕、鼻塞、打喷嚏、咽部不适、高热、精神不振、食欲减退。家长应注意测量孩子体温,发热要注意降温,并让孩子大量喝水,加速新陈代谢。同时保证孩子的休息和睡眠,帮助孩子尽快恢复。

饮食建议

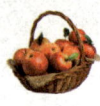  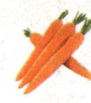 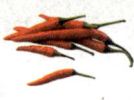 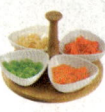 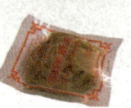

✅ 苹果　　✅ 柠檬　　✅ 胡萝卜　　❌ 辣椒　　❌ 糖果　　❌ 咸菜

①饮食宜清淡,多吃新鲜蔬菜和水果,补充富含维生素A、维生素C及锌的食物,如胡萝卜、橙子、柠檬、苹果、西红柿、西蓝花、瘦肉、猪肝等,可提高孩子的免疫力,促进感冒痊愈。

②忌吃辛辣刺激、甜腻、油炸食品,如辣椒、糖果、茶、炸鸡、咸菜等。这些食物会刺激肠道、咽喉部,引起不适,同时还可能影响药效。

萝卜炖排骨

材料： 猪排250克，白萝卜200克，葱段少许

调料： 料酒、盐各适量

做法

① 猪排剁块，汆去血水，与葱、料酒入锅，用中火炖煮90分钟，捞出去骨；白萝卜去皮切块，焯水。② 锅内煮的排骨汤继续烧开，投入剔骨肉和萝卜块炖30分钟，至肉烂、萝卜软，加盐调味即成。

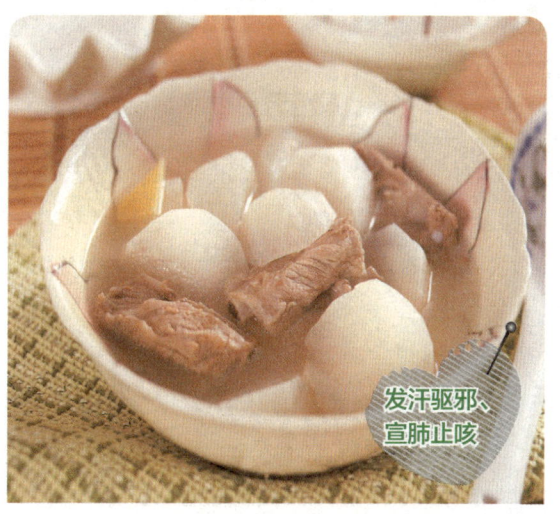

发汗驱邪、宣肺止咳

冬瓜银杏粥

材料： 大米60克，冬瓜25克，银杏20克，姜末少许，葱少许，高汤半碗

调料： 盐2克

做法

① 银杏去壳、皮，洗净；冬瓜去皮洗净，切块；大米洗净，泡发；葱洗净，切花。② 锅置火上，加水后放入大米、银杏煮至米粒开花。③ 放入冬瓜、姜末，倒入高汤煮至粥状，加盐入味，撒上葱花即可。

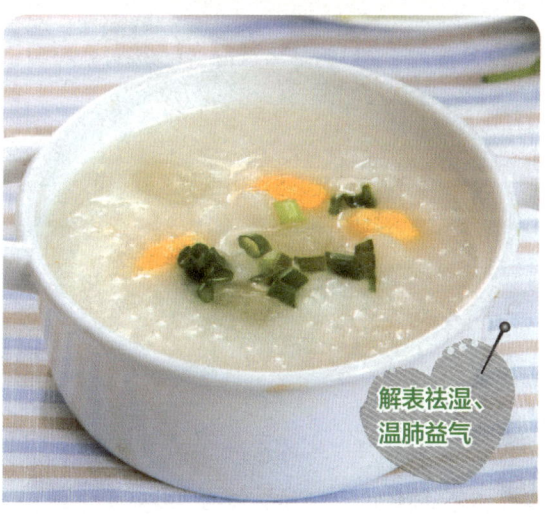

解表祛湿、温肺益气

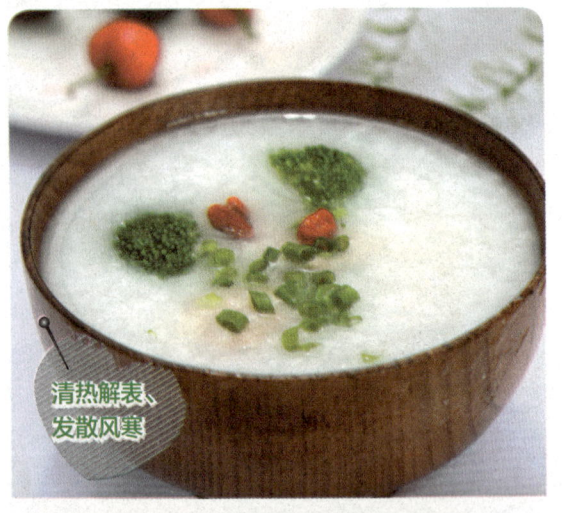

清热解表、发散风寒

鲈鱼西蓝花粥

材料： 大米80克，鲈鱼50克，西蓝花20克，葱花、姜末、枸杞各少许

调料： 盐、味精、黄酒、芝麻油各适量

做法

① 大米淘净；鲈鱼收拾干净切块，用黄酒腌渍；西蓝花洗净掰成块。② 锅置火上，注入清水，放入大米煮熟。③ 放入鱼肉、西蓝花、姜末、枸杞煮至米粒开花，加盐、味精、芝麻油调匀，撒上葱花即可。

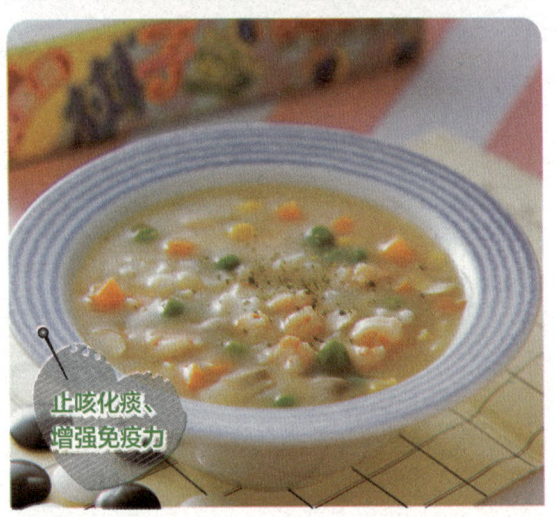

止咳化痰、增强免疫力

蘑菇海鲜浓汤

材料： 玉米粒100克，虾仁35克，蘑菇30克，干贝、胡萝卜、豌豆、鲜奶各适量

调料： 盐、黑胡椒粉各少许

做法

① 玉米粒、豌豆均洗净；虾仁收拾干净，切丁；蘑菇洗净，泡发撕小片；干贝、胡萝卜均洗净，切丁。② 锅中注水烧开，倒入所有食材，边煮边搅动，煮至浓稠状。③ 加盐调味后盛出，撒上黑胡椒粉即可。

白菜玉米粥

材料: 大白菜30克,玉米糁90克,黑芝麻少许

调料: 盐3克

做法

① 大白菜洗干净,切丝;黑芝麻洗干净。
② 锅置火上,注入清水烧沸后,边搅拌边倒入玉米糁。
③ 再放入大白菜、黑芝麻,用小火煮至粥成,调入盐即可。

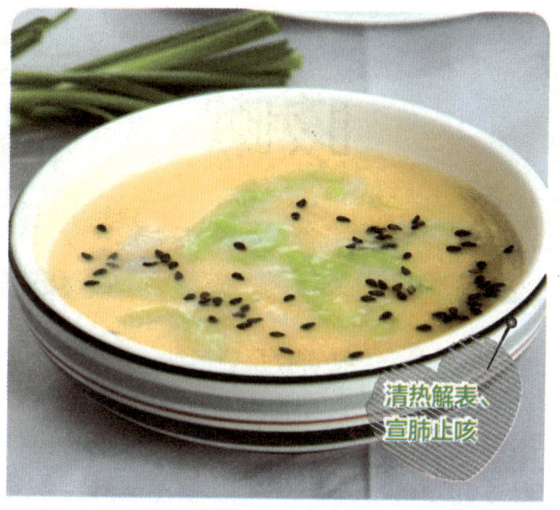

清热解表、宣肺止咳

生菜鸡丝面

材料: 生菜30克,鸡肉20克,龙须面50克

调料: 盐少许

做法

① 生菜洗净切碎。
② 将鸡肉洗净,煮熟,用手撕成细丝,并切成1厘米长的小段。
③ 将所有材料与盐混合后煮熟,装入碗中即可。

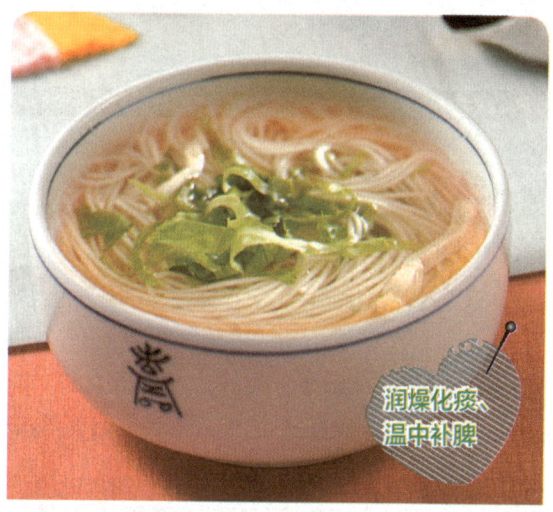

润燥化痰、温中补脾

咳嗽

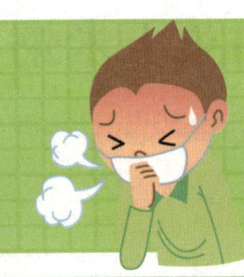

病症简介

咳嗽是一种防御性反射运动，可以阻止异物吸入，防止支气管分泌物的积聚，清除分泌物。引起咳嗽的原因很多，其中感冒、喉炎、气管炎、支气管炎和肺炎是主要原因，当吸入烟雾或者灰尘，或居室干燥时也可引起咳嗽。有时咳嗽都在夜间或凌晨加剧，严重时可引起呼吸困难。当孩子咳嗽有痰时，家长可多给孩子喂水以稀释痰液，多叩击孩子背部，以利于痰液排出。

饮食建议

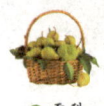  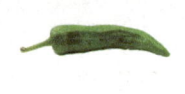 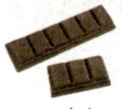 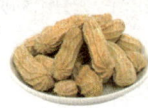

✓ 雪梨　　✓ 白萝卜　　✓ 白菜　　✗ 辣椒　　✗ 巧克力　　✗ 花生

①宜食富含维生素且清淡、易消化的食物，如橙子、柠檬、苹果、雪梨、川贝、白萝卜、菠菜、苋菜、山药、白菜、胡萝卜等，这类食物能提高机体免疫力，增强抗病能力。

②忌食辛辣刺激、生冷、油腻等食物，如辣椒、芥末、冰淇淋、巧克力、花生、瓜子、薯片、油炸鸡腿等，这类食物会促进痰液滋生，使咳嗽加重。

干贝蒸萝卜

材料： 白萝卜250克，干贝6粒
调料： 盐3克

做法

① 干贝泡软，备用；白萝卜削皮洗净，切成段。② 将白萝卜中间挖一小洞，将干贝一一塞入，盛于容器内，将盐均匀撒上。③ 将白萝卜移入蒸锅，蒸熟即成。

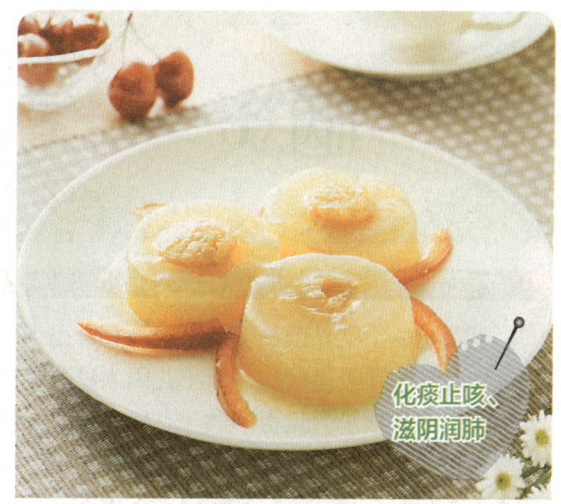

化痰止咳、滋阴润肺

红枣冰糖南瓜

材料： 南瓜200克，红枣100克
调料： 冰糖适量

做法

① 南瓜洗净去皮、瓤，切菱形块状；红枣洗净。② 锅中注入适量清水，放入南瓜、红枣、冰糖，大火烧开后转中火，煮至冰糖完全融化，关火。③ 南瓜和红枣捞出摆盘，淋入糖水即可。

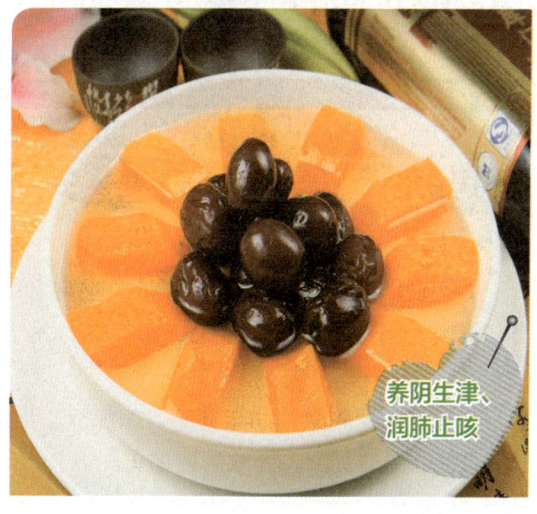

养阴生津、润肺止咳

咽炎

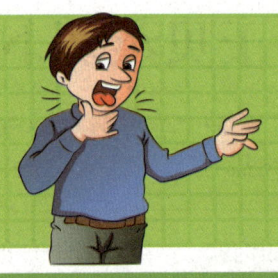

病症简介

咽炎是由于咽黏膜病变及黏膜下和淋巴组织病变引起的急性炎症，常继发于鼻炎或者扁桃体炎等上呼吸道疾病。当小儿因为受凉或局部免疫力下降时，病原微生物乘虚而入引发咽炎。通常孩子会觉得咽喉部有疼痛感、异物感，说话时会感觉更严重。且由于咽喉部发炎，可导致喉部分泌物增多，会出现咳嗽、痰多等情况。家长要注意监测孩子的体温，多给孩子喂水，这样能稀释痰液，促进新陈代谢。同时，少让孩子大声讲话，有助于保护嗓子。

饮食建议

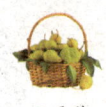 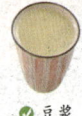 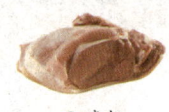 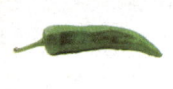 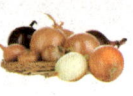 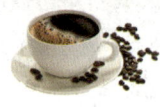

✓ 雪梨　　✓ 豆浆　　✓ 瘦肉　　✗ 辣椒　　✗ 洋葱　　✗ 咖啡

①饮食以清淡、易消化为宜，多吃富含维生素C及优质蛋白质的食物，如豆浆、牛奶、瘦肉、鸡蛋、雪梨、苹果、猕猴桃、莲子、芦荟、丝瓜、冬瓜等，这样有利于疾病的恢复。

②忌食辛辣刺激、油炸食品，如辣椒、花椒、洋葱、巧克力、咖啡、薯片等，这样会加重对咽喉部的刺激，导致病情加重。

胡萝卜汁米粉

材料： 胡萝卜135克，米碎60克
调料： 盐少许

做法

① 胡萝卜洗净，去皮切末，焯煮2分钟，捞出，沥干。② 将胡萝卜放入榨汁机，制成汁水。③ 汤锅烧热，倒入胡萝卜汁，煮2分钟，加米碎、盐，煮至食材呈米糊状。④ 盛出煮好的米糊，装在碗中即可。

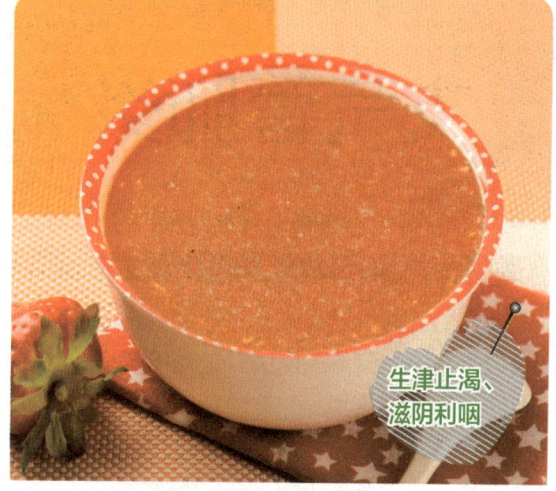

生津止渴、滋阴利咽

杏仁豆浆

材料： 黄豆50克，杏仁20克
调料： 白砂糖适量

做法

① 黄豆洗净泡发，备用；杏仁洗净备用。② 将黄豆和杏仁放入豆浆机中，加水至上下水位线之间，接通电源以后按"五谷豆浆"键，待豆浆打好。③ 关闭电源，将豆浆倒出，加入适量白砂糖即可。

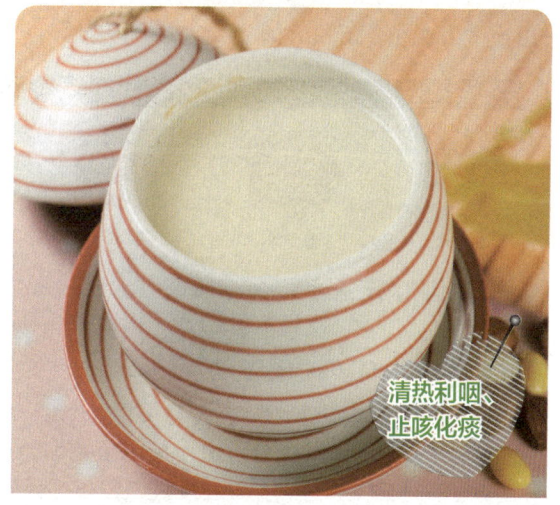

清热利咽、止咳化痰

支气管肺炎

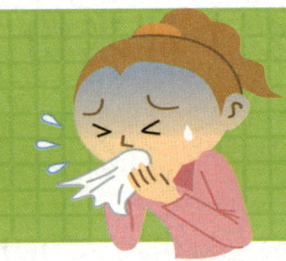

病症简介

支气管肺炎是累及支气管和肺泡的炎症，多为细菌或病毒感染，也有病毒和细菌混合感染，其中细菌感染以肺炎链球菌为多见。本病大多急性起病，多有发热且伴有咳嗽，早期以刺激性干咳为主，恢复期咳嗽有痰。在发热和咳嗽之后可出现气促，严重者可出现鼻翼扇动及三凹征，唇周发绀，还可伴有食欲减退、精神不振、烦躁不安、轻度腹泻或呕吐等全身症状。孩子咳嗽、呼吸困难时，家长帮其垫高头部和上身，注意经常给孩子房间通风换气，并根据天气及时更换衣物。

饮食建议

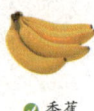 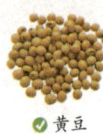 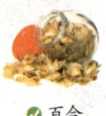 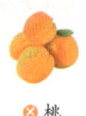 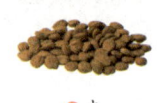 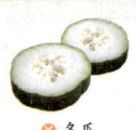

✅ 香蕉　　✅ 黄豆　　✅ 百合　　❌ 桃　　❌ 杏　　❌ 冬瓜

①宜吃高热量、高蛋白质、富含维生素或易消化或半流质食物，如香蕉、苹果、橘子、百合、银耳、黄豆、茶树菇、蘑菇、白菜、菠菜、草鱼等，既补充身体所需的营养，又增强机体的抗病能力。

②忌食辛辣刺激、寒凉及甘温的食物，如桃、杏、冬瓜、绿豆、辣椒、生姜、大蒜等，寒凉的食物伤脾胃，有碍运化，不利于疾病康复；甘温的食物会助热生痰。

甘蔗雪梨牛奶

材料： 雪梨110克，甘蔗100克，牛奶150克
调料： 冰糖40克

做法

① 洗净去皮的甘蔗切成段；洗好的雪梨去核，切成小块。② 砂锅中注入适量清水烧开，倒入甘蔗、雪梨炖20分钟，放入冰糖再炖5分钟，倒入牛奶搅拌匀，煮至沸。③ 关火后盛出煮好的甜汤，装入汤碗中即可食用。

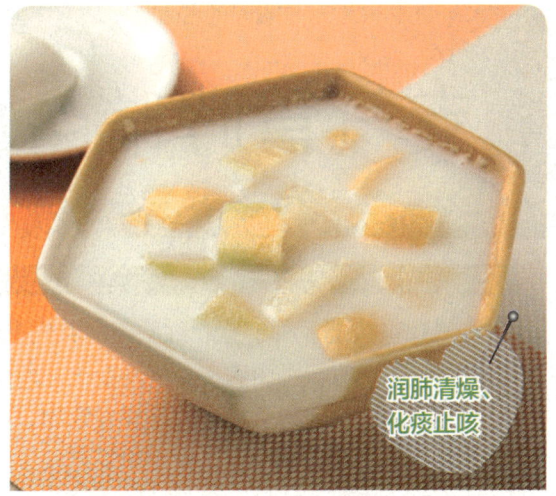

润肺清燥、化痰止咳

无花果红薯黑米粥

材料： 红薯300克，水发大米100克，水发黑米70克，无花果35克
调料： 冰糖少许

做法

① 洗净去皮的红薯切丁；无花果、大米、黑米洗净。② 砂锅注水烧热，入无花果、大米、黑米拌匀，煮至米粒变软，倒入红薯丁，煮至食材熟透，加入冰糖拌匀，再煮片刻。③ 关火后盛出粥品即可。

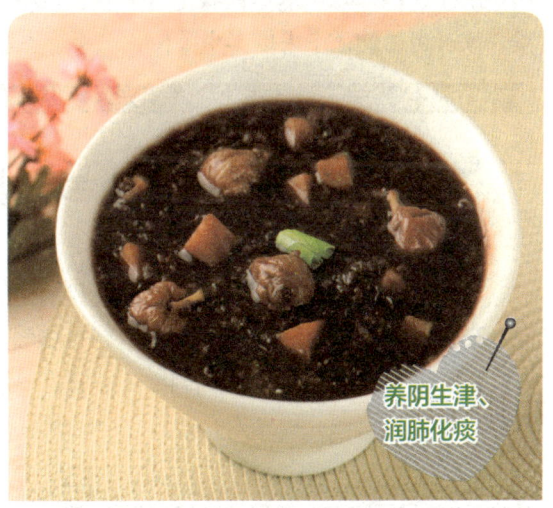

养阴生津、润肺化痰

支气管哮喘

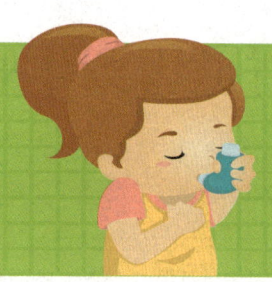

病症简介

支气管哮喘是多种细胞和细胞组分共同参与的气道慢性炎症性疾病，是儿童最常见的慢性呼吸道疾病，可由病毒、气候变化、内分泌等原因引起，但近年来哮喘发生的大部分原因还是过敏原刺激引起过敏反应导致的。支气管哮喘可反复发作，出现喘息、呼吸困难，并伴有窒息感、胸闷、口周发绀等症状，若是因感染诱发的哮喘，可出现发热。若是由过敏引起的哮喘，需尽快找出过敏原，从根本上避免哮喘的发生。发病时如出现呼吸困难，家长可协助孩子采取半坐卧位，以缓解不适。

饮食建议

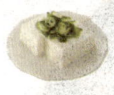 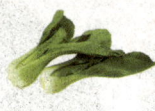 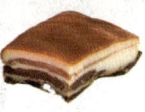 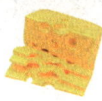 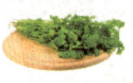

✓ 豆腐　　✓ 胡萝卜　　✓ 油菜　　✗ 腊肉　　✗ 奶酪　　✗ 香菜

①宜食高蛋白质、高维生素的清淡易消化的食物，如豆腐、猪肝、胡萝卜、南瓜、油菜、蘑菇、西红柿、柠檬、橙子等，这样可增强人体免疫，促进机体对损伤的修复。

②忌食过甜、过咸、辛辣刺激、油腻、易产气的食物，如腊肉、香肠、奶酪、黄油、辣椒、香菜、花椒、巧克力、薯片等。这些食物会加重对气管的刺激，引起身体不适。

雪莲果银耳甜汤

材料： 雪莲果150克，水发银耳100克，红枣25克，枸杞10克

调料： 冰糖30克

做法

① 洗好的银耳切去根部，切小块；洗净去皮的雪莲果切丁。② 砂锅注入适量清水烧开，倒入雪莲果、红枣、枸杞、银耳拌匀，小火煮20分钟，至食材熟透。③ 加冰糖，煮至溶化，盛出装碗即可。

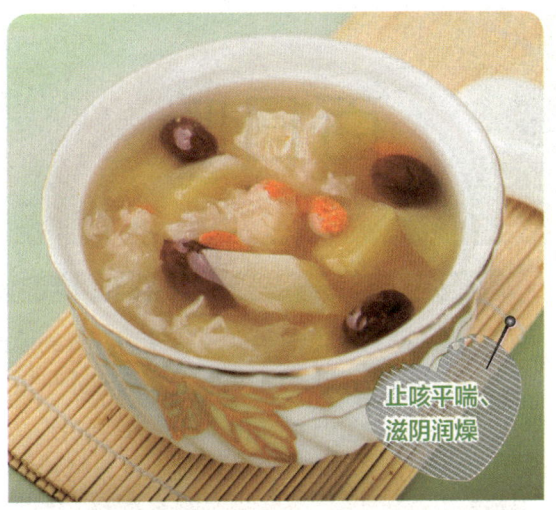

止咳平喘、滋阴润燥

核桃冰糖炖梨

材料： 核桃仁30克，梨150克

调料： 冰糖30克

做法

① 梨洗净，去皮、核，切块备用；核桃仁洗净备用。② 将梨块、核桃仁放入煲中，加入适量清水，先用大火煮沸，再转小火煲30分钟。③ 下入冰糖调味即可。

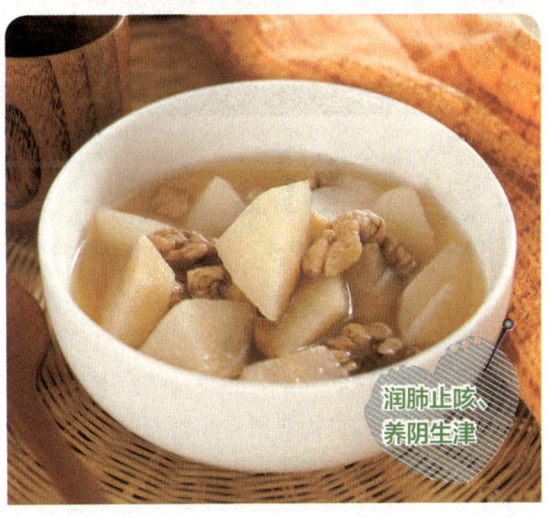

润肺止咳、养阴生津

百日咳

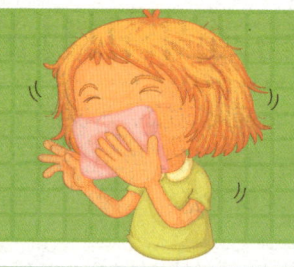

病症简介

百日咳是小儿急性呼吸道传染病，致病菌为百日咳嗜血杆菌，主要通过飞沫传播，患儿是唯一传染源。其特征为阵发性痉挛性咳嗽，咳嗽末伴有特殊的吸气吼声，病程较长，持续数周甚至3个月，故有"百日咳"之称。开始的症状类似感冒，包括咳嗽、流涕、喷嚏、轻度发热等，3~4天后其他症状虽好转但咳嗽加重。家长要给儿童做好呼吸隔离，并保持室内空气新鲜，保持适宜的温度和湿度。饮食可少食多餐，避免一次进食过多引起呕吐不适。

饮食建议

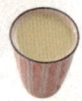 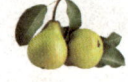  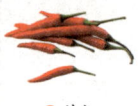 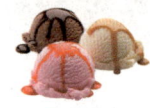 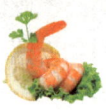

✅ 豆浆　　✅ 梨　　✅ 银耳　　❌ 辣椒　　❌ 冰淇淋　　❌ 虾

①宜食高热量、高蛋白质、易消化的流质或半流质食物，如豆浆、鸡蛋、冰糖、银耳、梨、川贝、马蹄、瘦肉、大枣、白菜等，这样可增强体质，有利于疾病的康复。

②忌食辛辣、油腻、生冷及海鲜类的食物，如辣椒、花椒、薯片、冰淇淋、虾、螃蟹等。辛辣刺激的食物对气管黏膜有刺激性，会加重炎症，而食用海鲜可加重咳嗽；生冷食物会损伤脾胃，导致脾胃运化失调而使机体康复功能减弱，并且使痰量增多。

川贝蜜瓜

材料： 西瓜1只，川贝粉3克
调料： 冰糖50克，蜂蜜50克

做法

①西瓜切蒂作盖，再挖去少许瓤。②在西瓜中加川贝粉、蜂蜜、冰糖，加盖，置于大碗内，隔水蒸约1小时。③关火，端出即可。

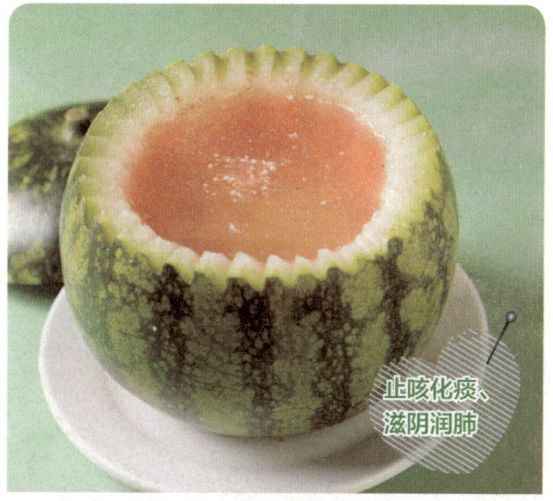

止咳化痰、滋阴润肺

马蹄汁

材料： 马蹄500克
调料： 蜂蜜50克

做法

①马蹄洗干净，去皮，捣碎，挤汁备用。②将马蹄汁与蜂蜜混合，加入水少许，煮沸。③关火，盛出即可。

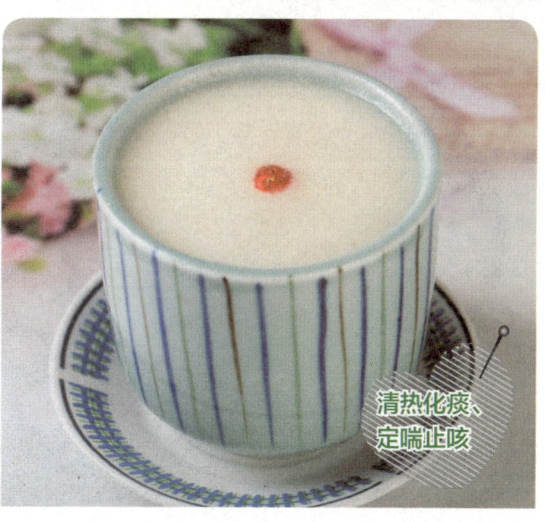

清热化痰、定喘止咳

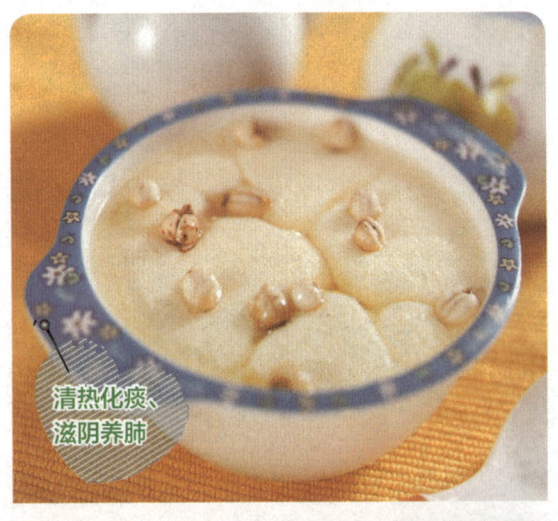

清热化痰、滋阴养肺

川贝蒸鸡蛋

材料： 川贝6克，鸡蛋2个
调料： 盐少许

做法

①川贝洗净，备用。②鸡蛋打入碗中，加入少许盐，搅拌均匀。③将川贝放入鸡蛋中，入蒸锅蒸6分钟即可。

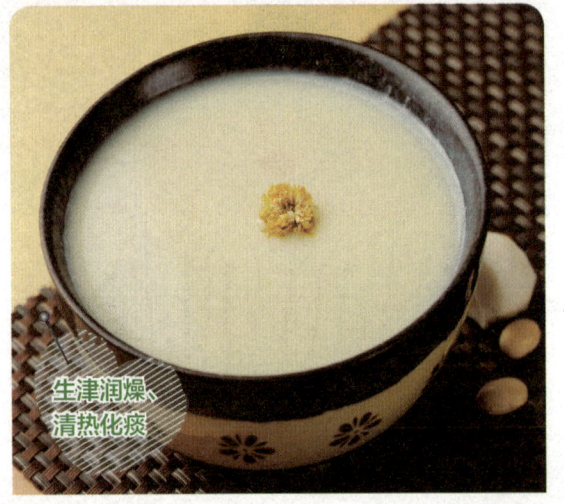

生津润燥、清热化痰

菊花雪梨黄豆浆

材料： 菊花10克，雪梨1个，黄豆80克
调料： 蜂蜜适量

做法

①黄豆洗净泡发；雪梨洗净去皮，切成小块；菊花洗净。②将菊花放入开水中，浸泡约15分钟后滤掉菊花。③菊花茶倒入豆浆机，放黄豆、雪梨，把豆浆打好，滤掉渣，倒出，加适量蜂蜜即可。

白萝卜汤

材料： 白萝卜100克，枸杞1枚
调料： 冰糖10克

做法

① 白萝卜洗净去皮，切丝；枸杞洗净。
② 锅中放入适量清水，烧开，下入白萝卜丝，煮约15分钟，再下入冰糖煮至融化。
③ 关火，将煮好的汤盛入碗中，放凉后点缀上枸杞，即可食用。

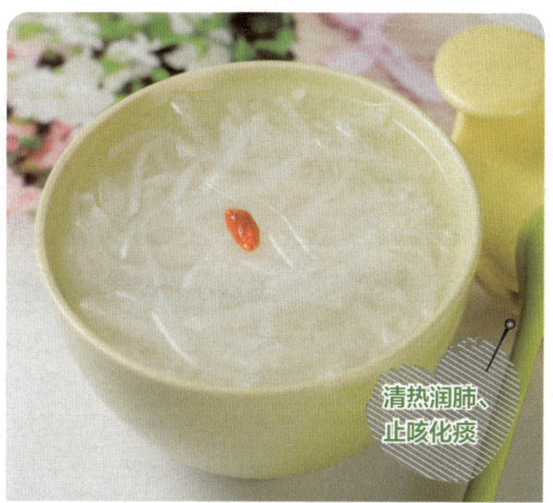

清热润肺、止咳化痰

枸杞川贝花生粥

材料： 枸杞10克，川贝10克，水发花生米70克，水发大米150克，葱花少许
调料： 盐少许

做法

① 枸杞、川贝、花生洗净备用；大米淘净备用。② 砂锅中注水烧开，倒入大米、花生、川贝、枸杞拌匀，烧开后用小火煮30分钟，至大米熟透；加入适量盐搅拌片刻。③ 将煮好的粥盛出，撒葱花即可。

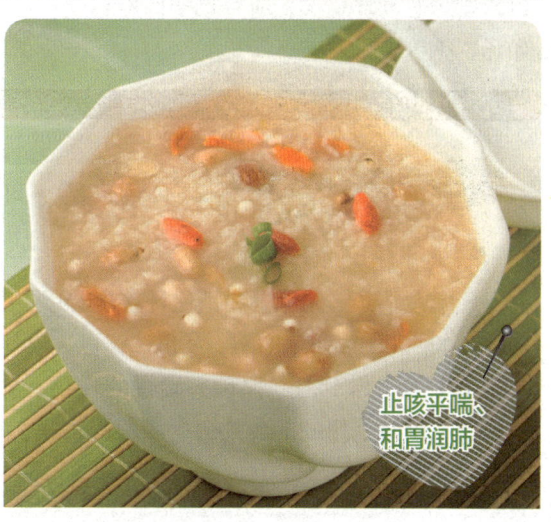

止咳平喘、和胃润肺

鹅口疮

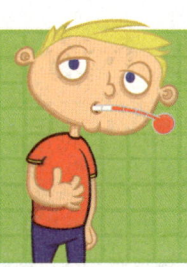

病症简介

鹅口疮主要是儿童在免疫力低下时,接触了不洁的餐具或者其他物品而引起的口腔真菌性感染,也可因为抗生素的滥用,导致口腔菌群失调而引起。以口腔黏膜出现形似奶块的乳白色斑膜为主要表现,斑膜拭去后会留有红色创面,可出血,但很快又会长出,可伴有发热、食欲减退、流口水等症状。家长应注意保持孩子的口腔卫生,可经常用盐水漱口;刷牙时动作轻柔,避免损伤口腔黏膜;尽量给孩子准备温凉的、不刺激的流质饮食,如汤、粥等。

饮食建议

  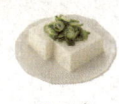 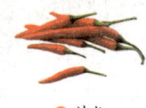 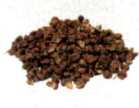 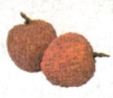

✓ 绿豆   ✓ 苦瓜   ✓ 豆腐   ✗ 辣椒   ✗ 花椒   ✗ 荔枝

①宜食清热、温凉、易消化且富含B族维生素的食物,这样可减轻疼痛,有利于疾病的康复。如西瓜、苦瓜、豆腐、冬瓜、绿豆、银耳、蛋黄、瘦肉、皮蛋、马蹄等。

②忌食辛辣刺激、坚硬、温燥的食物,如辣椒、花椒、洋葱、荔枝、芒果、橘子、煎饼等。辛辣、坚硬的食物会刺激口腔黏膜,加重不适;温燥的食物会加速体内水分的流失,加重病情。

绿豆菊花汤

材料： 绿豆80克，百合30克，菊花、枸杞各适量

调料： 盐2克

做法

①绿豆泡发洗净；百合洗净，切片；菊花、枸杞洗净。②锅中水烧开，放入绿豆煮至开花。③加入百合同煮至浓稠状，调入盐拌匀，撒上菊花、枸杞即可。

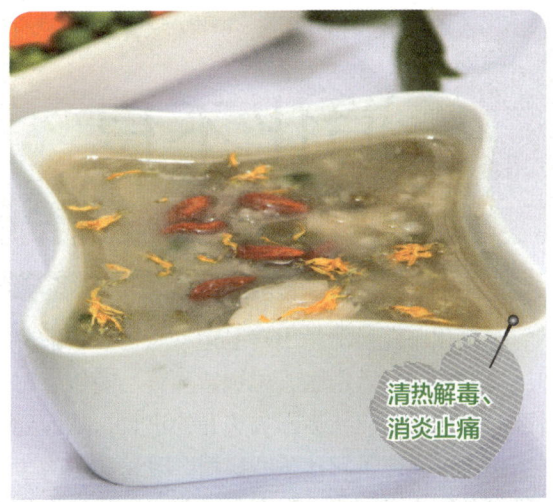

清热解毒、消炎止痛

冰糖芦荟羹

材料： 芦荟200克，樱桃10克

调料： 冰糖60克

做法

①芦荟洗净去皮，切成薄片，放入淡盐水中浸泡。②樱桃洗净备用。③将芦荟取出放入炖盅内，加水和冰糖，炖煮30分钟，起锅后放入樱桃点缀即可。

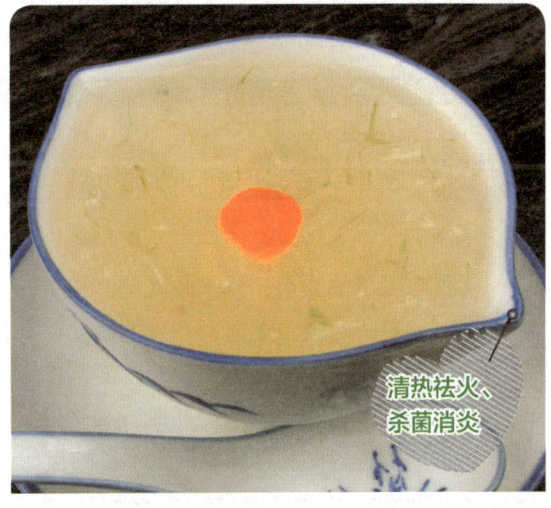

清热祛火、杀菌消炎

消化不良

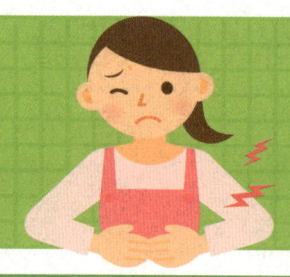

病症简介

消化不良可能是由胃肠运动障碍、胃酸分泌异常、幽门螺旋菌感染等原因引起的,以反复发作的餐后饱胀、早饱、厌食、嗳气、恶心、呕吐、上腹痛、上腹烧灼感或反酸为主要表现。这些症状会影响患儿的进食,从而导致营养不良,长此以往可致患儿的生长发育迟缓。家属应了解孩子的病情,改善孩子的生活方式,从饮食结构和习惯上予以调理,去除相关的诱发因素,教育孩子养成良好的排便习惯,正常排便有利于改善孩子消化不良的症状。保证孩子适当到户外活动。

饮食建议

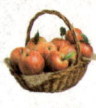 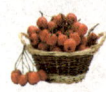 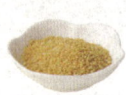 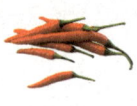 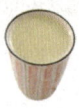 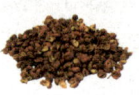

✓ 苹果　　✓ 山楂　　✓ 小米　　✗ 辣椒　　✗ 豆浆　　✗ 花椒

①饮食以清淡为主,宜多吃新鲜蔬果。蔬果中含有大量膳食纤维,可促进肠道蠕动,帮助消化。有些蔬果中还含有特殊的物质,如西红柿素等有助于胃液对食物的消化。如苹果、山楂、香蕉、酸奶、胡萝卜、白菜、香菇、小米等食材。

②忌食生冷、辛辣刺激、易胀气、坚硬、油腻的食物,如冷饮、辣椒、花椒、豆浆、油炸食物等,这些食物可加重消化不良的症状。

香煎牛奶糊

材料： 香蕉1根，牛奶500毫升
调料： 冰糖少许

做法

①香蕉去皮，切成丁。②小锅放在火上烧热，将牛奶倒入锅中，用小火煮开，再加入香蕉丁，搅拌均匀，煮至香蕉变得熟烂，加入冰糖少许，拌匀调味。③关火，将煮熟的奶糊用碗盛出，放凉后即可。

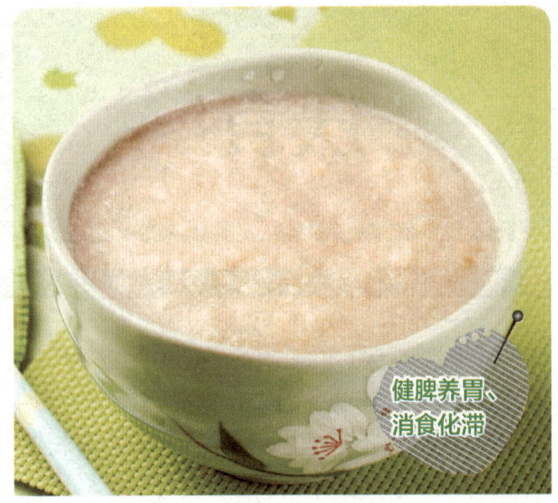

健脾养胃、消食化滞

什锦菜粥

材料： 油菜30克，青豆35克，洋葱30克，胡萝卜25克，水发大米110克
调料： 盐少许

做法

①洋葱、胡萝卜、油菜洗净，切粒；青豆洗净。②锅中注水，倒入大米，烧开后小火煮至熟软，倒入青豆、胡萝卜，煮至熟烂，放入洋葱、油菜，加盐调味，煮至食材熟烂。③将煮好的粥盛出即可。

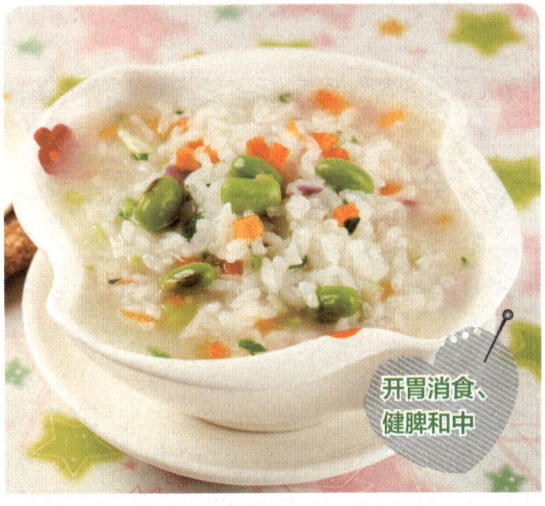

开胃消食、健脾和中

厌食

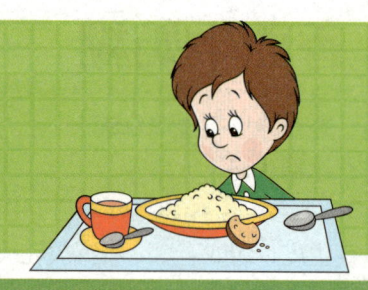

病症简介

引起小儿厌食的原因很多，主要包括疾病、微量元素缺乏、喂养不当、气候影响等。以长期的食欲减退或消失，食量明显减少为主要症状，严重时可影响孩子的正常生长发育，出现面黄肌瘦、个子矮小等现象。家长要纠正孩子不良的进食习惯，营造良好的就餐环境，减少零食，合理喂养。食物要多样化，增加孩子对食物的新鲜感，可采用少食多餐的进食策略。如果是疾病引起的厌食，要积极治疗原发疾病。

饮食建议

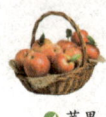  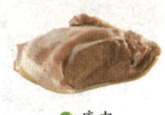 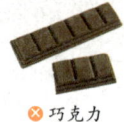 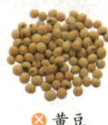 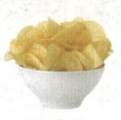

✓苹果　　✓虾　　✓瘦肉　　✗巧克力　　✗黄豆　　✗薯片

①宜选择富含锌且开胃健脾的食材，如苹果、菠萝、板栗、芹菜、虾、扇贝、山药、瘦肉、莲子、花生、口蘑等。锌可通过其参与的含锌蛋白对味觉和食欲发生作用，从而促进食欲。

②忌食生冷、甜腻、油腻、易胀气的食物，如冰淇淋、巧克力、糖果、碳酸饮料、黄豆、地瓜、薯片等。这些食物会刺激肠道，影响消化吸收，使孩子的食欲下降。

山药炖猪血

材料： 猪血100克，鲜山药少许
调料： 盐、味精各适量

做法

① 鲜山药去皮，洗净，切片。② 猪血洗净，切片，放开水锅中汆水后捞出。③ 猪血与山药片一同放入另一锅内，加入油和适量水烧开，改用小火炖15～30分钟，加入盐、味精调味即可。

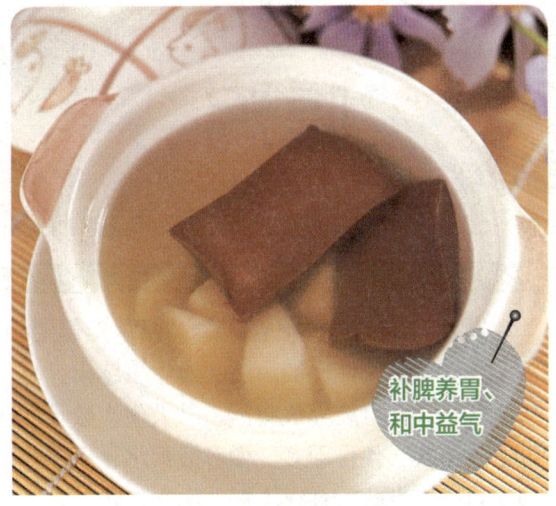

补脾养胃、和中益气

开胃罗宋汤

材料： 五味子、黄芪各10克，牛腩、胡萝卜各100克，洋葱、土豆、西红柿各200克
调料： 盐5克

做法

① 五味子、黄芪洗净，放入布袋。② 牛腩切小块，汆水；洋葱、胡萝卜、土豆、西红柿洗净后去皮，切块。③ 所有材料加水一起入锅，大火煮滚后转小火煮至熟透后去布袋，加盐调味即可。

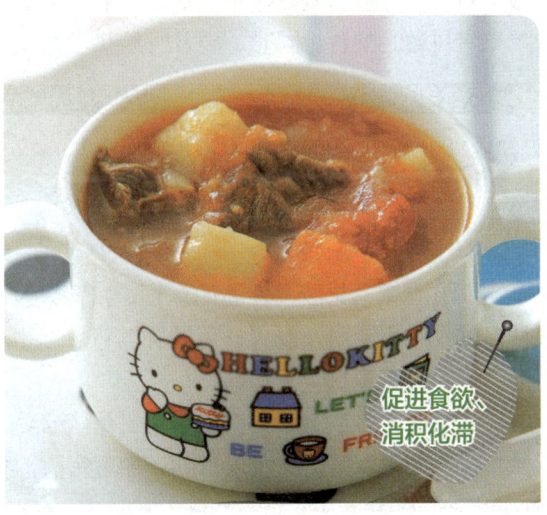

促进食欲、消积化滞

腹泻

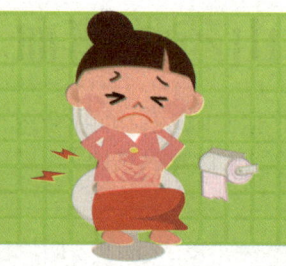

病症简介

儿童胃肠道发育不够成熟,但营养需要相对较多,但如果胃肠道负担过重可导致腹泻。同时,病毒性、细菌性、寄生虫感染,感冒、受凉,滥用抗生素,饮食过量、摄入变质的食物,都可能导致腹泻。以大便次数及性状改变为主要表现,每天大便次数多在10次以下,每次大便量不多,稀薄或带水,呈黄色,有酸味,常见黄白色奶瓣和泡沫,混有黏液,可伴有发热、食欲不振、脱水症状。家长应适当控制孩子的饮食,减轻其肠胃负担,严重者可暂时禁食。同时,要及时给孩子补充水分,避免出现脱水现象。

饮食建议

 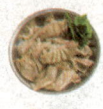 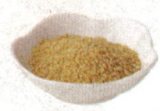 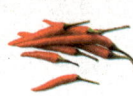 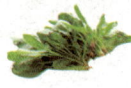 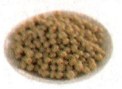

✅ 山药　　✅ 猪肚　　✅ 小米　　❌ 辣椒　　❌ 菠菜　　❌ 黄豆

①宜食富含果胶及性温的食物,富含果胶的碱性食物有一定的止泻作用,可多食用。性温的食物不会伤及肠胃,可健脾养胃、温中止泻。可选择山药、糯米、苹果、小米、猪肚、土豆、胡萝卜、茯苓等。

②忌食辛辣刺激、易产气、粗纤维的食物,如洋葱、菠菜、黄豆、肥肉、辣椒等。辛辣食物会加重胃肠道充血、水肿,加重病情,易产气及粗纤维的食物会加重胃肠不适。

蓝莓山药泥

材料： 山药180克，蓝莓酱15克
调料： 白醋适量
做法

① 山药去皮洗净，切块浸入水中，加白醋拌匀去黏液，捞出装盘。② 将山药放入烧开的蒸锅中，用中火蒸至熟，取出倒入大碗中，捣成泥。③ 取一个干净的碗，放入山药泥，再放上适量蓝莓酱即可。

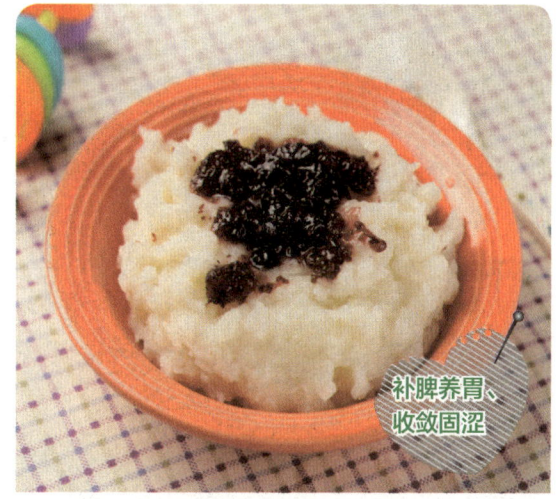

补脾养胃、收敛固涩

苹果红糖饮

材料： 鲜苹果1个
调料： 红糖适量
做法

① 苹果洗净，去皮、核，切块。② 苹果块放入碗内，加入适量清水，入锅蒸熟。③ 最后再加入红糖即可。

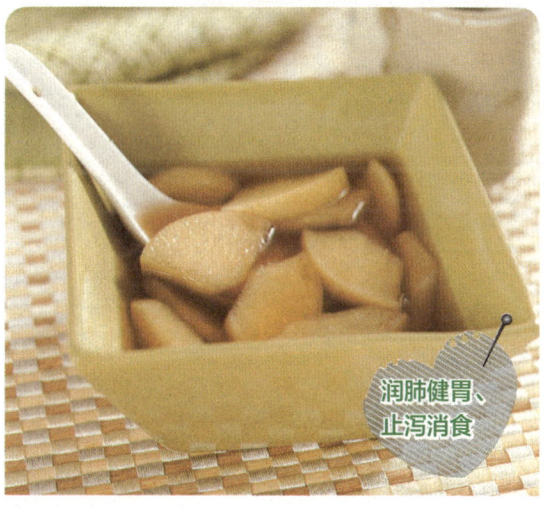

润肺健胃、止泻消食

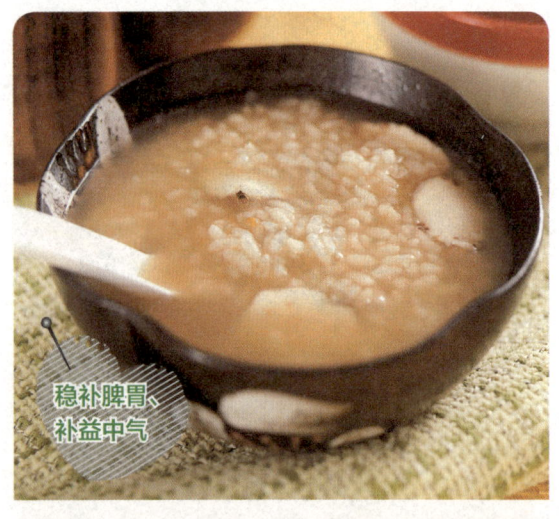

稳补脾胃、补益中气

调理食谱 山药糯米粥

材料： 山药15克，糯米50克
调料： 红糖、胡椒粉各少许

做法

①山药去皮，洗净，备用。②先将糯米洗净，沥干，略炒，与山药共煮粥。③粥将熟时，加胡椒粉、红糖，再稍煮即可。

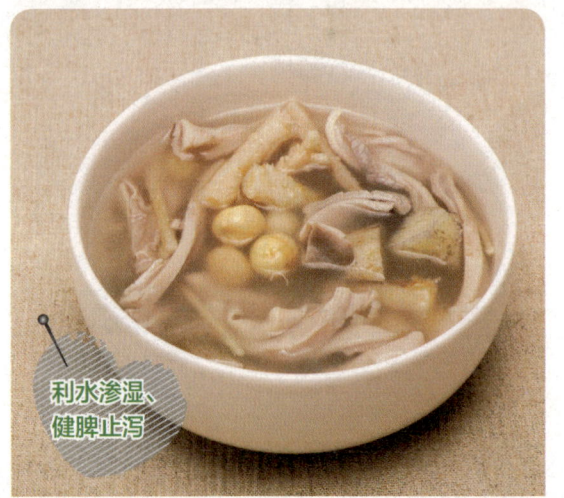

利水渗湿、健脾止泻

调理食谱 四神沙参猪肚汤

材料： 猪肚半个，茯苓50克，沙参15克，莲子、芡实各100克，新鲜山药200克
调料： 盐2小匙

做法

①猪肚洗净余烫切块；芡实淘洗干净，用清水浸泡，沥干；山药削皮，洗净切块；莲子、茯苓、沙参洗净。②将所有材料一起放入锅中，煮沸后，再转小火炖2小时，煮熟烂后，加盐调味即可。

榛子枸杞桂花粥

材料：榛子30克，枸杞15克，粳米50克，桂花5克

调料：冰糖少许

做法

① 粳米洗净，泡发；榛子洗净捣碎；枸杞、桂花洗净，备用。② 锅中放入适量的清水，将榛子、枸杞一起放入锅中煎汁，再倒入粳米煮至熟烂，加入桂花和适量冰糖搅匀。③ 关火，将粥盛入碗中即可。

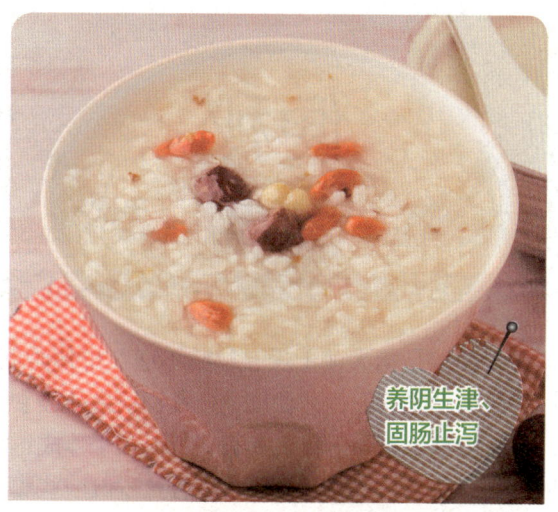

养阴生津、固肠止泻

枣泥小米粥

材料：小米85克，红枣20克

做法

① 小米、红枣洗净。② 红枣蒸软，取出，放凉后去果核，剁成细末，倒入杵臼中，捣成红枣泥。③ 汤锅注水烧开，倒入小米，搅拌使米粒散开，小火煮至熟透，加入红枣泥搅拌匀，煮沸。④ 盛出煮好的小米粥，放在小碗中即成。

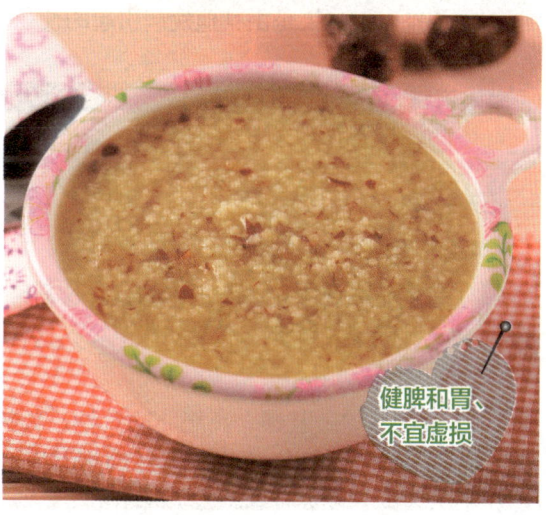

健脾和胃、不宜虚损

便秘

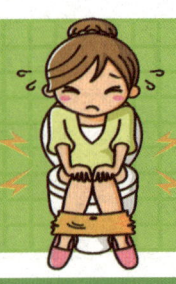

病症简介

便秘是指大便干燥、秘结不通，排便时间间隔太久，或虽有便意但是排不出，常因为肠道功能紊乱、进食量少、食物缺乏纤维素或摄入水分不足等因素导致，可伴随出现乏力、食欲不振等症状。家长要督促孩子养成正常的排便习惯，让孩子多喝水，多吃富含膳食纤维的食物。同时，还可以教孩子做一些腹部按摩的运动，这样可以促进肠道蠕动，利于大便的排出。如果是由其他疾病引起的便秘，要及时治疗原发病。

饮食建议

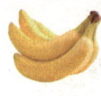 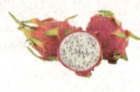 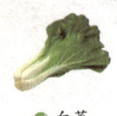 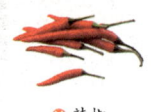 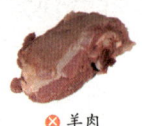 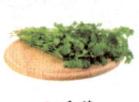

✓ 香蕉　　✓ 火龙果　　✓ 白菜　　✗ 辣椒　　✗ 羊肉　　✗ 香菜

①宜多吃高纤维、易于消化的食物及新鲜蔬果，如香蕉、苹果、火龙果、番石榴、白菜、菠菜、油菜、竹笋、红薯、芹菜等，这样可以刺激肠道蠕动，容易产生便意，且有利于大便的排出。

②忌食辛辣、温燥、高脂肪的食物，如辣椒、花椒、羊肉、狗肉、薯片、肥肉、香菜、洋葱、榴梿等食物。这些食物可加重便秘情况。

调理食谱 橄榄油拌西芹玉米

材料： 玉米1个，西芹100克
调料： 橄榄油、盐、白糖、醋各适量
做法

① 玉米剥成玉米粒洗净，备用；将西芹洗净切成丁，备用。② 锅中加入适量的水烧开，分别将西芹和玉米焯水，然后捞出沥干。③ 将西芹和玉米放入碗中，加入橄榄油、醋、白糖、盐适量，拌匀调味。

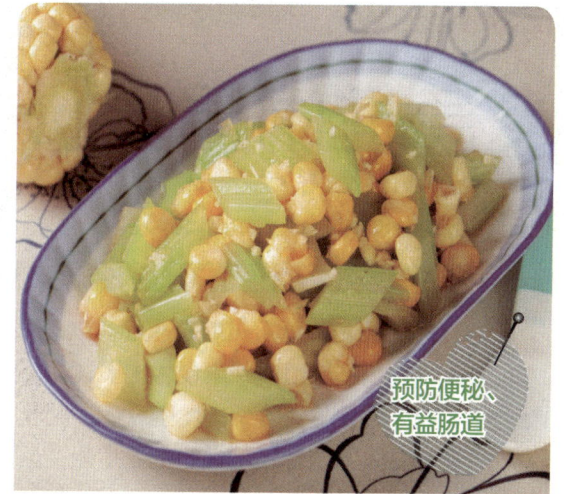

预防便秘、有益肠道

调理食谱 红薯玉米粥

材料： 红薯、玉米、玉米粉、南瓜、豌豆各30克，大米40克
调料： 盐2克
做法

① 玉米、大米泡发洗净；红薯、南瓜去皮洗净，切块；豌豆洗净。② 锅置火上，放入大米、玉米煮至沸，放入玉米粉、红薯、南瓜、豌豆。③ 改用小火煮至粥成，加入盐调味，即可食用。

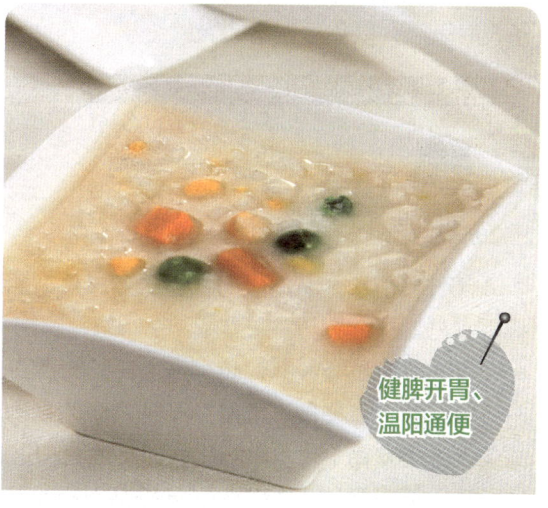

健脾开胃、温阳通便

急性阑尾炎

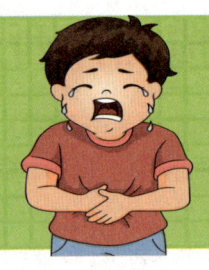

病症简介

急性阑尾炎是儿童常见的急腹症,以5岁以上的儿童多见。小儿受凉、腹泻、胃肠道功能紊乱等会引起肠道内细菌侵入阑尾,从而导致小儿急性阑尾炎的出现,同时,小儿上呼吸道感染、扁桃体炎等使阑尾壁反应性肥厚,血流受阻,也是出现阑尾炎的诱因。一般来说,腹痛是小儿急性阑尾炎的主要症状,但由于孩子不会表达,而使家长容易忽略,如果孩子出现哭闹、面色苍白、身体蜷缩,甚至有胃肠道症状,家长一定要引起重视,带孩子及时就医,以免延误病情。

饮食建议

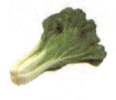 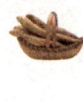 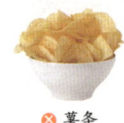 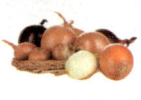 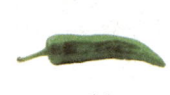

✅ 白菜　　✅ 冬瓜　　✅ 山药　　❌ 薯条　　❌ 洋葱　　❌ 辣椒

①宜食清淡、易消化的食物,如白菜、油菜、马齿苋、冬瓜、山药、土豆、南瓜、瘦肉等食材。

②饮食宜细嚼慢咽,减少进入盲肠的食物残渣。

③忌生冷、坚硬、油腻、辛辣刺激的食物,如冰淇淋、炸鸡、薯条、辣椒、洋葱、芥末等。这类食物不仅难以消化,而且还会加重肠道负担,导致消化不良、胃肠功能紊乱。

果汁白菜

材料： 橘子90克，大白菜100克，胡萝卜70克，香菜少许

调料： 白糖少许

做法

① 胡萝卜、大白菜洗净，切粒；香菜洗净切段；橘子去皮掰成瓣。② 取榨汁机，倒入所有材料，加适量清水，榨成蔬果汁。③ 将蔬果汁倒入汤锅中，小火煮开拌匀，加入白糖调味。④ 将蔬果汁盛出即可。

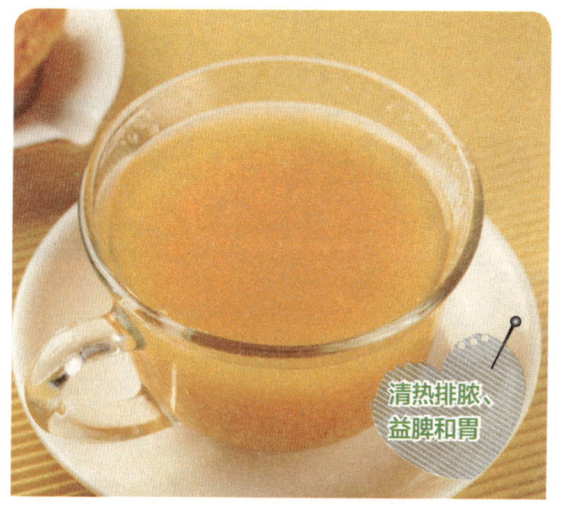

清热排脓、益脾和胃

冬瓜火腿片汤

材料： 冬瓜200克，火腿150克，姜末、葱花各少许

调料： 盐、鸡粉各2克，食用油适量

做法

① 冬瓜去皮洗净，切成片；火腿切成片。② 用油起锅，下入姜末爆香，倒入火腿片，注水炒匀，大火煮沸，倒入冬瓜，加入盐、鸡粉调味，煮至食材熟透。③ 关火后盛出，撒上葱花即成。

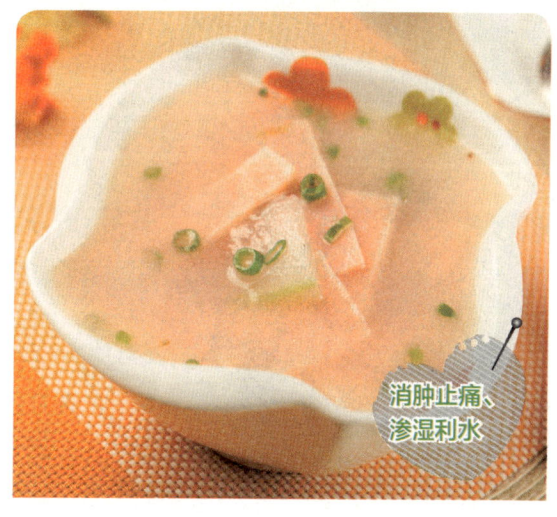

消肿止痛、渗湿利水

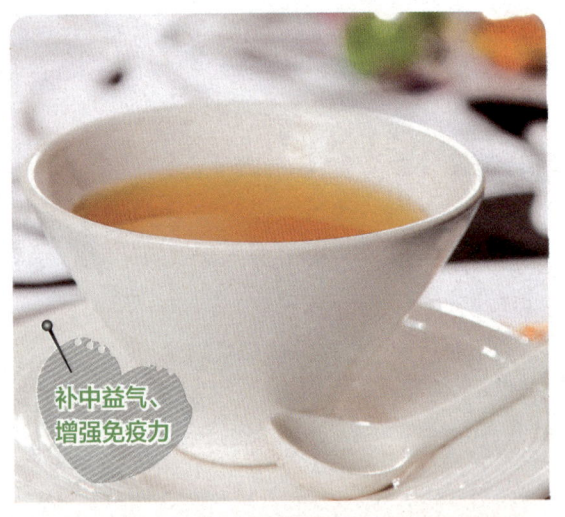

补中益气、增强免疫力

调理食谱 无花果饮

材料: 无花果30克,僵蚕15克,重楼12克
调料: 白砂糖适量

做法

① 无花果、僵蚕、重楼分别洗净。② 净锅上火,加入适量水,放入无花果、僵蚕、重楼,大火烧沸,然后改小火煎煮25分钟。③ 去渣取汁,加入白砂糖搅匀即可饮用。

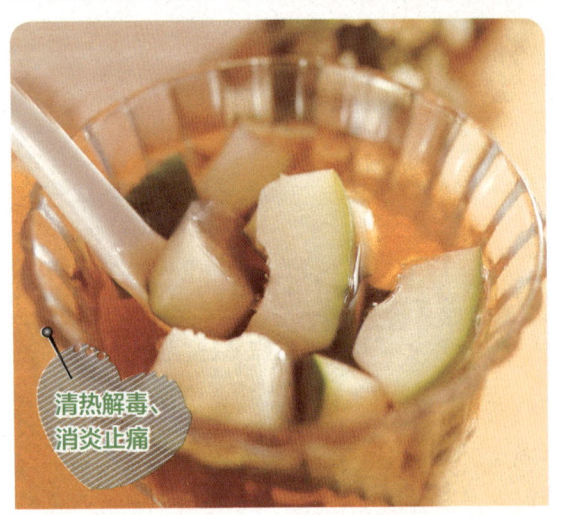

清热解毒、消炎止痛

调理食谱 生姜米醋炖冬瓜

材料: 生姜5克,白芍5克,冬瓜100克
调料: 米醋少许

做法

① 冬瓜洗净,去瓤,切块;生姜洗净,切片;白芍洗净,备用。② 将冬瓜、生姜、白芍一同放入砂锅中,加米醋和水,用小火炖至木瓜熟烂。③ 关火,将煮好的食材盛出,等到放凉后即可食用。

百合汁

材料： 鲜百合100克，姜15克，椰奶30克
调料： 冰糖、冰块各适量
做法

①百合洗净，煮熟后以冷水浸泡片刻，沥干备用。②姜洗净，切片。③将百合、姜、椰奶与冰糖倒入搅拌机中，加350毫升冷开水，搅打成汁。④将蔬果汁倒入杯中，加冰块即可。

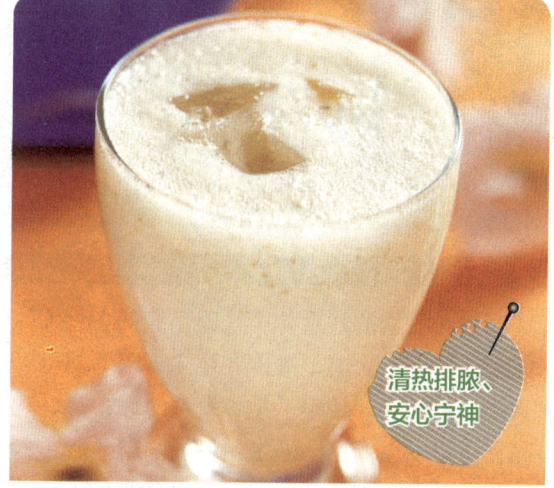

清热排脓、安心宁神

牛奶芦荟粥

材料： 牛奶20克，芦荟10克，红椒少许，大米100克
调料： 盐2克
做法

①大米泡发洗净；芦荟洗净，切小片；红椒洗净，切圈。②锅置火上，注入清水后，放入大米，煮至米粒绽开。③放入芦荟、红椒，倒入牛奶，用小火煮至粥成，调入盐煮入味即可。

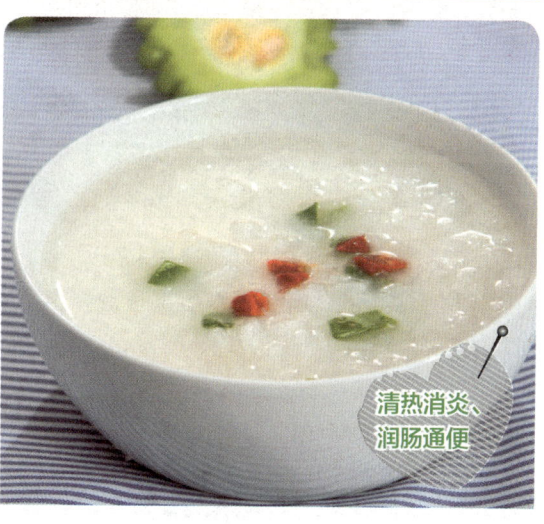

清热消炎、润肠通便

矮小症

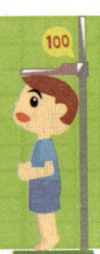

病症简介

生长激素的缺乏如甲状腺功能低下、垂体生长激素过少,是导致矮小症的主要原因。此外,营养、代谢、遗传、环境等因素都可导致矮小症。表现可分为以下几种类型:体型正常,但是较同龄孩子生长发育缓慢;身材矮小,且出现躯干与四肢的长短不成比例;身高在逐步发生变化,但是始终较同龄人矮小;部分由于骨骼发育不良引起的矮小症,可出现骨骼畸形。家长要给孩子提供均衡的饮食,在保证能量摄入的同时,增加钙和维生素D的摄入。同时,要鼓励孩子多参加室外的活动,多晒太阳。

饮食建议

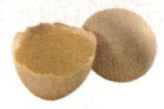 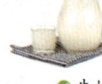 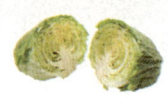 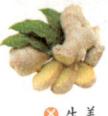 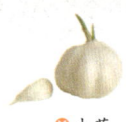 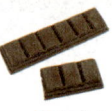

✓鸡蛋　　✓牛奶　　✓白菜　　✗生姜　　✗大蒜　　✗巧克力

①宜食高蛋白质、高维生素且营养丰富的食物,如沙丁鱼、鲫鱼、苹果、樱桃、石榴、牛奶、鸡蛋、瘦肉、虾、螃蟹、白菜、菠菜、苋菜等,这类食物能为孩子生长发育提供能量。

②忌食辛辣刺激、油腻、生冷的食物,如辣椒、生姜、大蒜、芥末、薯片、巧克力、雪糕等。这类食物会刺激胃肠道,容易引起消化不良,不利于营养的吸收和利用。

黄豆大骨汤

材料： 猪大骨200克，黄豆50克

调料： 盐3克

做法

❶ 黄豆洗净，用水浸泡4小时；将猪大骨洗净，斩成小块，用开水汆烫，洗去浮沫。❷ 在煲中加适量清水，将猪大骨、黄豆放入煲中，大火煮开后转小火继续煲。❸ 待黄豆和肉熟烂时，加盐调味即可。

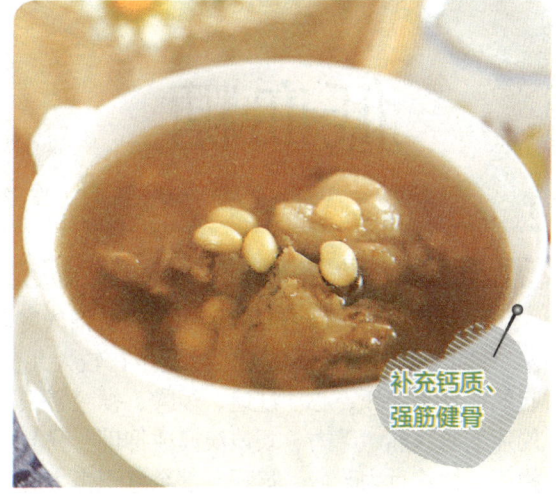

补充钙质、强筋健骨

排骨青菜粥

材料： 猪排骨120克，青菜30克，虾米25克，大米150克，熟芝麻5克

调料： 盐3克

做法

❶ 大米淘净；猪排骨洗净，砍小段汆水；青菜洗净切碎；虾米洗净。❷ 猪排骨入锅，加清水、盐烧开，加大米煮至开花，放虾米、青菜，调入盐，撒上熟芝麻煮至米烂。❸ 关火，将食材盛出即可。

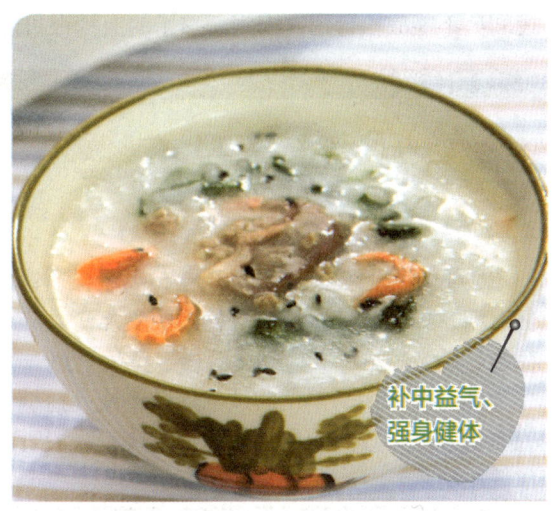

补中益气、强身健体

低血糖

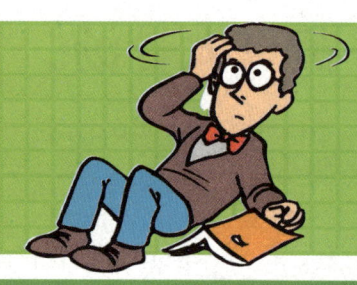

病症简介

小儿低血糖是由不同原因引起的血糖浓度低于正常值的现象，儿童空腹血糖<2.8毫摩尔/升即为低血糖。低血糖主要发生在较大儿童，由于自主神经兴奋释放肾上腺素过多引起的症状有多汗、心动过速、烦躁、神经紧张不安、饥饿感；由于脑葡萄糖利用减少引起的症状有头痛、乏力、表情淡漠或抑郁、易激动、语言和思维障碍、精神不能集中、意识模糊、性格行为改变、嗜睡，甚至意识丧失而昏迷惊厥。家长在白天的时候要倍加小心，夜间更不能放松警惕。因为，孩子的血糖很可能在夜间大幅降低。

饮食建议

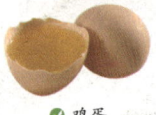	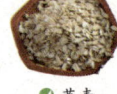	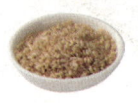	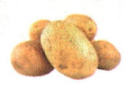	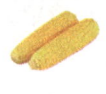	
✅ 鸡蛋	✅ 燕麦	✅ 糙米	❌ 土豆	❌ 玉米	❌ 南瓜

①低血糖的孩子应坚持高糖、高蛋白质饮食，并少量多餐。对先天性代谢障碍引起的低血糖，如半乳糖血症或果糖不耐受症者，应停用牛奶，给予不含乳糖的食物，如燕麦、糙米、糯米、猪肝、瘦肉、鸡蛋、黄鱼等。

②避免食用易消化的碳水化合物或高血糖生成指数食物，如土豆、玉米、南瓜等，因为血糖生成指数高的食物人体吸收快，一段时间后体内血糖水平会迅速下降，从而引起人体低血糖。

糙米绿豆红薯粥

材料： 糙米80克，绿豆50克，红薯200克，枸杞10克

调料： 冰糖适量

做法

① 糙米、绿豆泡发洗净；红薯去皮洗净后切丁；枸杞洗净。② 锅中放入适量清水，倒入糙米、绿豆、红薯，至粥煮稠烂后，加入枸杞及冰糖拌匀。③ 关火，将煮好的粥用碗盛出即可。

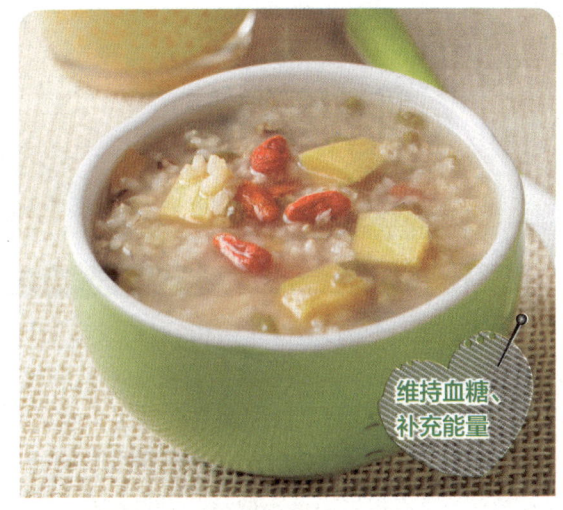

维持血糖、补充能量

鸡蛋燕麦糊

材料： 燕麦片50克，全脂奶粉20克，鸡蛋100克

调料： 白糖少许

做法

① 鸡蛋滤掉蛋黄，取蛋清。② 将奶粉、白糖放入锅中，加冷开水拌匀，加蛋清拌成蛋乳液，放在另一锅中，加水与燕麦片煮沸成糊。③ 将锅中粥盛出装碗即可。

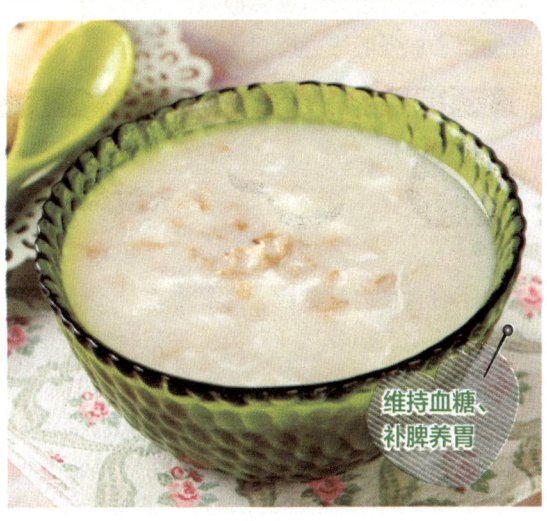

维持血糖、补脾养胃

糖尿病

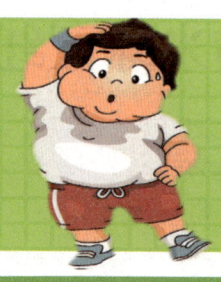

病症简介

糖尿病可分为1型糖尿病和2型糖尿病。儿童1型糖尿病主要是因为胰岛素分泌不足引起的代谢性疾病,与病毒感染有密切的关系,以食欲增加、多饮、体重减轻、多尿、尿糖为主要表现;儿童2型糖尿病主要是因为胰岛素抵抗、胰岛素分泌不足引起的,与遗传有密切联系,多数孩子会比较肥胖,且伤口愈合慢,有不明原因的瘙痒,较之前出现尿多、易渴、易饿等现象。家长应该注意监测孩子的血糖,控制糖的摄入,合理配餐。同时,要督促孩子加强锻炼、控制体重。

饮食建议

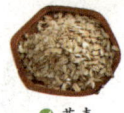 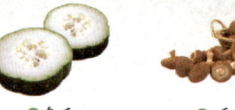 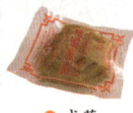 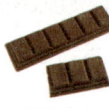 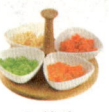

✅ 燕麦 ✅ 冬瓜 ✅ 香菇 ❌ 咸菜 ❌ 巧克力 ❌ 糖果

①宜食低血糖指数、高纤维素、高维生素饮食,如燕麦、荞麦、黑米、薏米、黄瓜、冬瓜、菠菜、胡萝卜、芹菜、香菇、鳕鱼、海带、鲫鱼、鸡蛋等,可改善餐后血糖、降低血清胆固醇。

②忌食高糖、高盐、辛辣刺激的食物,如咸菜、糖果、巧克力、冰淇淋等,因这类食物可增强淀粉酶活性,促进淀粉消化及葡萄糖的吸收,从而引起血糖增高而加重病情。

芝麻麦仁粥

材料： 黑芝麻20克，麦仁80克，葱花适量
调料： 白糖3克

做法

① 麦仁泡发至软后洗净；黑芝麻洗净，备用。② 锅置火上，倒入适量清水，放入麦仁煮开。③ 加入黑芝麻同煮至浓稠状，调入白糖拌匀，撒上葱花即可。

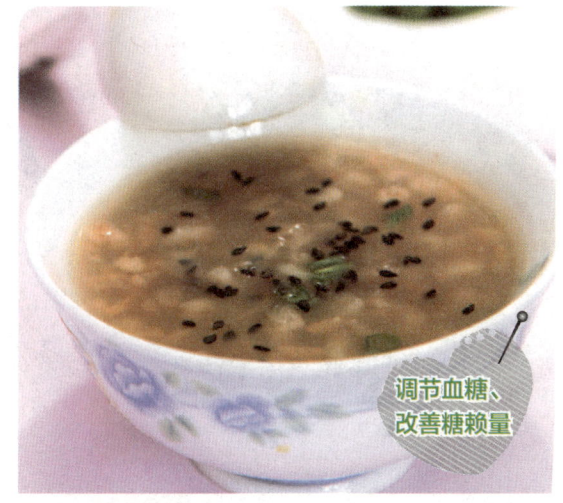

调节血糖、改善糖赖量

冬瓜鲫鱼汤

材料： 鲫鱼1尾，冬瓜100克，枸杞10克，葱丝、姜片各少许
调料： 盐、胡椒粉、芝麻油、味精、食用油各适量

做法

① 鲫鱼洗净；冬瓜去皮洗净，切片；枸杞洗净。② 起油锅，将葱、姜炝香，下入冬瓜炒至断生，倒入水，下入鲫鱼、枸杞煮至熟，去姜片，调入盐、味精、胡椒粉，淋入芝麻油即可。

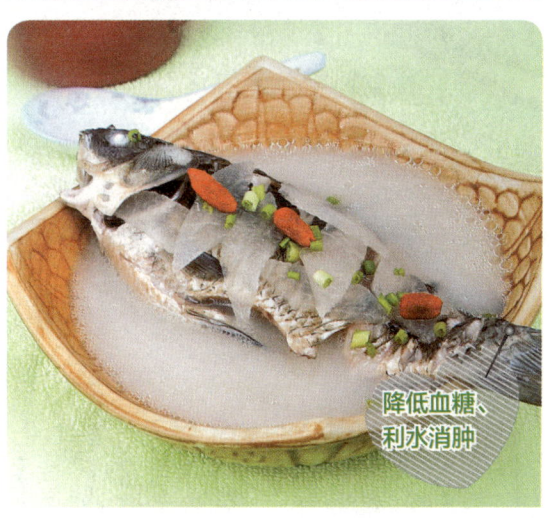

降低血糖、利水消肿

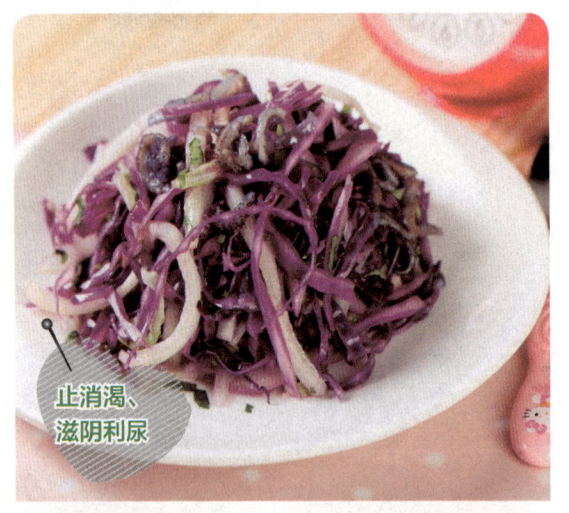

止消渴、滋阴利尿

紫甘蓝拌海蜇丝

材料： 紫甘蓝100克，海蜇丝120克，黄瓜150克，蒜末5克

调料： 食盐、鸡精、醋、食用油、生抽、白糖、芝麻油各适量

做法

①海蜇丝浸泡；紫甘蓝、黄瓜洗净，切丝。②锅注水烧开，放入海蜇氽烫后捞出。③海蜇丝中倒入焯好的紫甘蓝、黄瓜丝，加所有调料拌匀，最后加入蒜末即可。

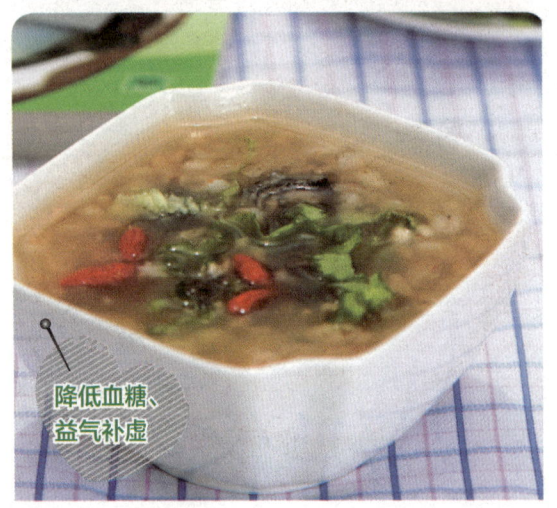

降低血糖、益气补虚

薏米麦仁粥

材料： 薏米、麦仁各50克，大米80克，牡蛎100克，青菜、枸杞各适量

调料： 盐2克

做法

①大米、薏米、麦仁泡发洗净；青菜洗净，切丝；牡蛎去壳取肉，洗净；枸杞洗净。②锅置火上，加水、大米、薏米、麦仁煮开，加入牡蛎、青菜、枸杞煮至浓稠状，加盐调味后盛出即可。

香菜杂粮粥

材料： 荞麦、薏米、糙米各35克，香菜适量

调料： 盐2克，芝麻油5毫升

做法

① 糙米、薏米、荞麦分别泡发洗净；香菜洗净，切碎。② 锅置火上，倒入清水，放入糙米、薏米、荞麦煮至开花。③ 煮至浓稠状时，调入盐拌匀，淋入芝麻油，撒上香菜即可食用。

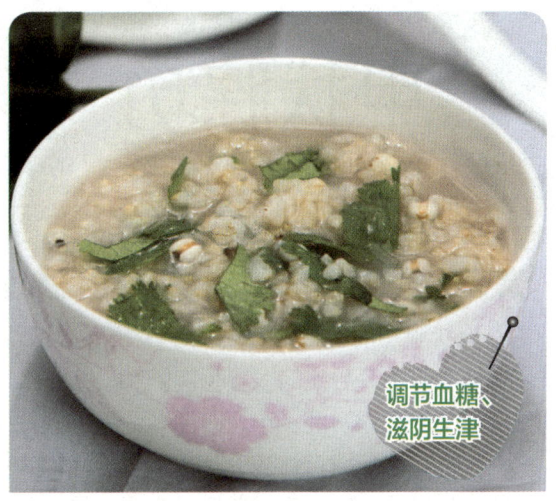

调节血糖、滋阴生津

清炒白灵菇

材料： 白灵菇150克，红樱桃50克，青豆、胡萝卜丝、青笋丝各少许

调料： 盐2克，醋少许，食用油适量

做法

① 白灵菇洗净，切条；红樱桃洗净，对切；青豆、胡萝卜丝洗净，焯熟。② 油烧热，入白灵菇炒至七成熟，加胡萝卜丝、青笋丝炒熟，加盐、醋调味后盛盘，用红樱桃、青豆点缀。

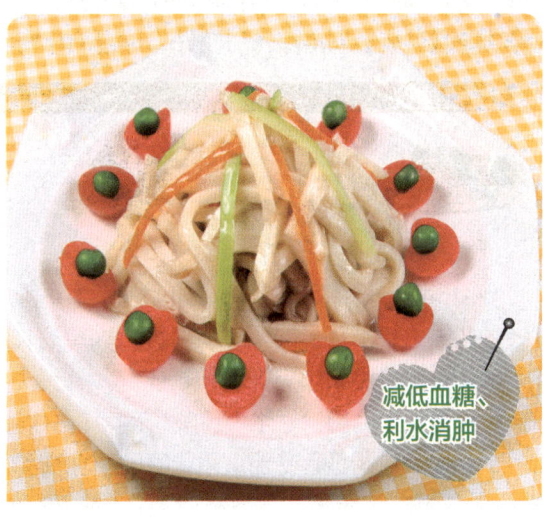

减低血糖、利水消肿

甲状腺功能减退症

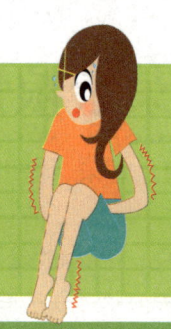

病症简介

甲状腺功能减退症，是由于甲状腺激素合成及分泌减少，或其生理效应不足所致机体代谢降低的一种疾病。根据病因和发病年龄可分为先天性甲状腺功能减退症和获得性甲状腺功能减退症两类，小儿时期多数为先天性甲状腺功能减退症。先天性甲状腺功能减退症，又称呆小症或克汀病，是由于先天性因素引起甲状腺素合成障碍、分泌减少，而导致患儿生长障碍、智力发育落后的疾病。其发病率居先天性代谢异常疾病的首位。小儿甲状腺功能减退症早期治疗预后较好，延迟治疗则可出现不可逆性脑损害。

饮食建议

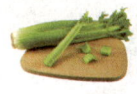 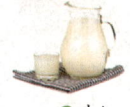 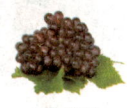 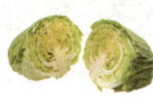 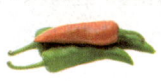

✅ 香芹　　✅ 牛奶　　✅ 葡萄　　❌ 包菜　　❌ 花菜　　❌ 辣椒

①多吃含碘丰富的食物，如海带、紫菜等。

②供给孩子足量的蛋白质。每天供给的优质蛋白质的量最好应该大于20克，可选用蛋类、乳类、鱼类和肉类等食物，还有各种豆类和豆制品的食物，以及各种新鲜的蔬菜、水果和豆类，如牛奶、豆浆、芹菜、葡萄、猕猴桃、雪梨等。

③甲减患儿忌食易加重甲状腺肿的食物和辛辣刺激之物，如包菜、花菜、辣椒等。

奶香水果燕麦粥

材料：燕麦片75克，牛奶100克，雪梨30克，猕猴桃65克，芒果50克
调料：白糖5克

做法

①雪梨、猕猴桃、芒果洗净，去皮、核，切成小块。②砂锅注水烧开，倒入燕麦片搅匀煮熟，倒入牛奶，略煮片刻，倒入所有水果和白糖拌匀。③关火，盛出煮好的燕麦粥即可。

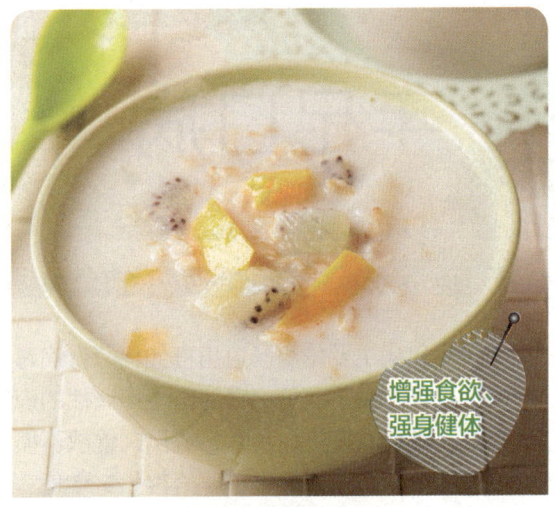

增强食欲、强身健体

虾仁馄饨

材料：馄饨皮50克，虾仁80克，虾皮、紫菜碎、蛋清、葱末、姜末各少许
调料：盐、水淀粉、料酒、植物油各适量

做法

①虾仁剁碎，加蛋清和调料搅打成馅，取馄饨皮包成馄饨。②锅中加水煮沸，加入馄饨至煮熟。③关火，将食物用碗盛出，放入少许虾皮、紫菜碎拌匀即可。

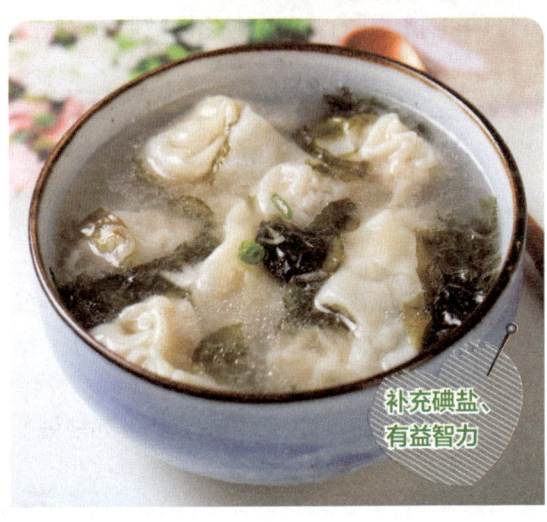

补充碘盐、有益智力

手足口病

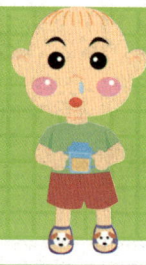

病症简介

手足口病主要是由肠道病毒如柯萨奇病毒等通过污染的食物、餐具等进入消化道而引起的。以口腔及手、足、臀部出现疼痛性的疱疹为主要表现，疱疹周围有红晕，可破裂形成溃疡。常伴有发热、咳嗽、流涕、食欲不振等症状。本病易传染，所以在高发季节应该做好相应的预防措施。家长要给孩子穿宽松、棉质的衣物，并保证孩子皮肤的干净，还要对孩子的指甲进行修剪，避免抓挠损伤皮肤。饮食上要给予温凉、不刺激的食物。

饮食建议

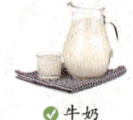 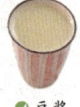 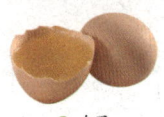 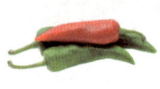 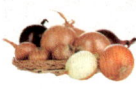 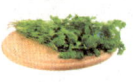

✓ 牛奶　　✓ 豆浆　　✓ 鸡蛋　　✗ 辣椒　　✗ 洋葱　　✗ 香菜

①宜食高热量、高维生素、高蛋白质、温凉、易消化不刺激的食物，如牛奶、豆浆、瘦肉、鸡蛋、豆腐、香蕉、蘑菇、猕猴桃、绿豆、雪梨等。这样既可保证充足的能量，又能减少对口腔黏膜的刺激。

②忌食辛辣刺激、坚硬的食物，如辣椒、洋葱、香菜、花椒、薯片、煎饼等。这些食物会加重口腔不适，导致食欲下降。

山药荷叶大米粥

材料： 山药20克，荷叶、红腰豆各15克，大米100克

调料： 盐3克

做法

①大米、红腰豆均泡发洗净；荷叶洗净，切小片；山药去皮洗净，切小块。②锅置火上，注水后放入大米、红腰豆，用大火煮至米粒开花。③放入山药、荷叶，改用小火煮至粥浓稠，加盐调味即可。

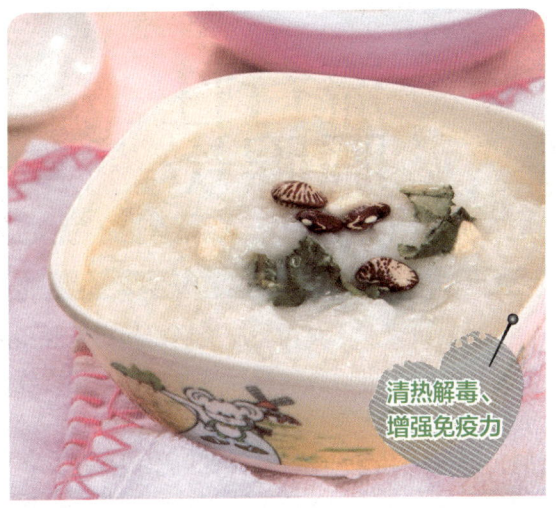

清热解毒、增强免疫力

芦荟白梨粥

材料： 芦荟10克，白梨30克，大米100克

调料： 白糖5克

做法

①大米泡发洗净；芦荟洗净，切片；白梨去皮洗净，切小块。②锅置火上，注入适量清水后，放入大米，用大火煮至米粒绽开。③放入白梨、芦荟，用小火煮至粥成，调入白糖入味即可食用。

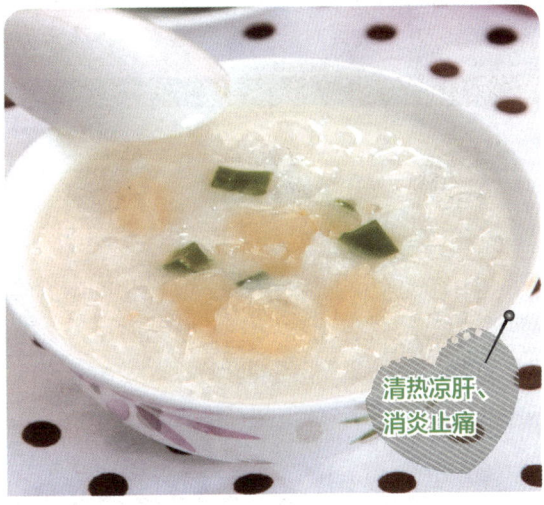

清热凉肝、消炎止痛

流行性腮腺炎

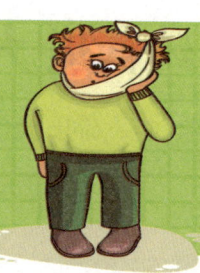

病症简介

流行性腮腺炎是由腮腺炎病毒侵袭腮腺引起的急性呼吸道感染性疾病，飞沫传播是其主要的途径，腮腺炎病毒经过血液循环还可侵袭其他的腺体、器官以及神经系统。腮腺的非化脓性炎症为本病的主要病变，出现腮腺部位以耳垂为中心呈半球形肿大，双侧或者单侧，腮腺及周围的皮肤紧绷，可出现灼热、水肿、触痛，伴有发热、乏力、头痛、食欲不佳等表现。家长可帮孩子冰敷肿胀部位，以缓解充血、疼痛症状。同时，要注意检测孩子的体温，发热过高时，可采取温水浴、冰敷大血管等物理方法降温。

饮食建议

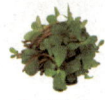 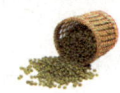 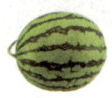 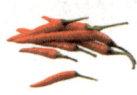 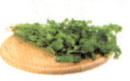

✅ 马齿苋　　✅ 绿豆　　✅ 西瓜　　❌ 辣椒　　❌ 洋葱　　❌ 香菜

①宜食营养丰富、清淡、易消化的半流质或质软的食物，如绿豆、马齿苋、赤小豆、西瓜、椰子、板蓝根、金银花、鸭肉等。这些食物有清热解毒、消炎抗病毒的功效。

②忌食味重、坚硬的食物，如辣椒、洋葱、香菜、咸菜、巧克力、烙饼等。这些食物能刺激腮腺分泌，加重腮腺疼痛，还可导致腮腺炎病灶扩散。

黄连冬瓜鱼片汤

材料： 黄连5克，知母5克，酸枣仁15克，鲷鱼100克，冬瓜150克，姜丝10克

调料： 盐4克

做法

① 鲷鱼洗净切片；冬瓜去皮洗净，切片；黄连、知母、酸枣仁洗净放入布袋。② 将鲷鱼、冬瓜、姜丝和布袋放入锅中，加入清水，以中火煮沸至熟。③ 取出棉布袋，加盐调味后即可关火。

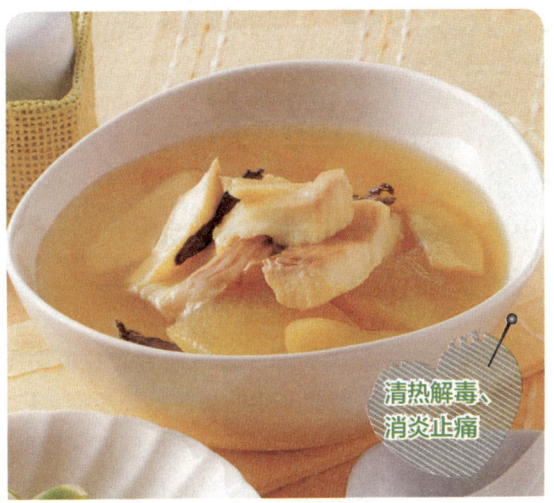

清热解毒、消炎止痛

苦瓜皮蛋枸杞粥

材料： 苦瓜、枸杞各50克，皮蛋1个，大米100克，葱花少许

调料： 盐2克，芝麻油少许

做法

① 大米淘净；皮蛋剥壳，切丁；苦瓜去瓤，洗净切片；枸杞洗净。② 锅中加水，放入大米煮至五成熟。③ 放入苦瓜、皮蛋、枸杞，煮至米粒开花后关火，加盐、麻油调匀，撒上葱花即可。

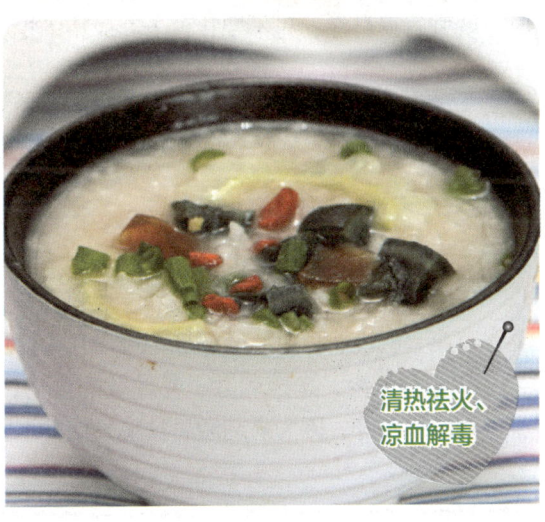

清热祛火、凉血解毒

鼻炎

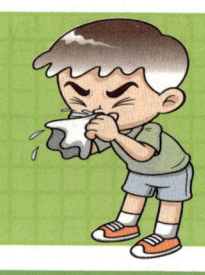

病症简介

鼻炎主要是因受凉、过度疲劳、免疫力下降或鼻腔黏膜防御功能受到破坏时,病毒侵入机体生长繁殖而产生的鼻腔黏膜炎症。以鼻塞、鼻涕多、嗅觉下降、头痛、头昏、疲倦、食欲不振等为主要表现。家长应该保持孩子房间通风,注意家居卫生,督促孩子多做体育锻炼。如果有过敏性鼻炎的孩子,要尽快找出过敏原,积极改善过敏体质。孩子鼻塞时不要强行擤鼻涕,也不要让孩子养成用手挖鼻孔的坏习惯。

饮食建议

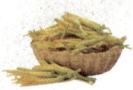 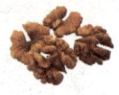 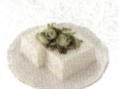 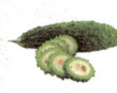 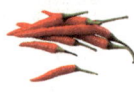 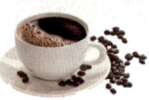

✅ 黄花菜　　✅ 核桃　　✅ 豆腐　　❌ 苦瓜　　❌ 辣椒　　❌ 咖啡

①宜食富含蛋白质、维生素及生物类黄酮的食物,如草鱼、瘦肉、鸡肉、丝瓜、黄花菜、豆腐、核桃、柠檬、蘑菇等,可增强人体免疫力,缓解鼻炎的不适症状。

②忌食生冷、辛辣刺激、易过敏的食物,如冰淇淋、苦瓜、辣椒、胡椒、花椒、芥末、咖啡、茶等,因为易刺激鼻黏膜,使其水肿、充血,加重鼻炎症状。

金橘枇杷雪梨汤

材料： 雪梨1个，金橘60克，枇杷50克
调料： 冰糖少许

做法

① 雪梨去核，切块；金橘洗净，掰成瓣；枇杷去籽切成瓣。② 锅中加入适量的清水烧热后，将上述材料一起加入，煮至熟烂，加入适量冰糖拌匀。③ 关火，将做好的汤用碗盛出即可。

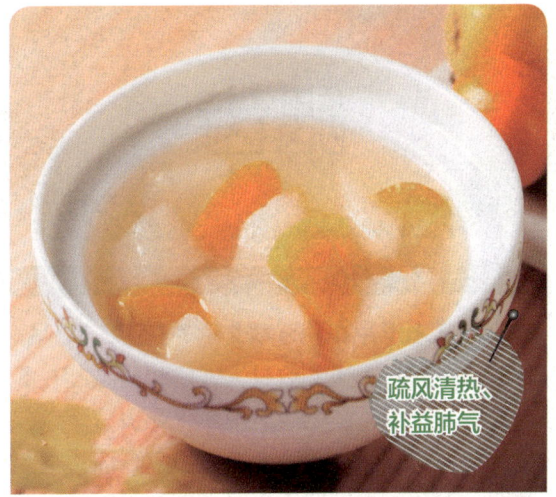

疏风清热、补益肺气

葱白红枣鸡肉粥

材料： 鸡肉80克，红枣10枚，粳米100克，香菜段12克，姜片、葱白各10克
调料： 盐适量

做法

① 粳米、红枣洗净；葱白洗净，切丝；鸡肉洗净，切粒。② 将红枣、粳米、姜片、鸡肉同放入锅中煮30分钟。③ 煮至粥成，加盐调味，再撒上葱白、香菜即可食用。

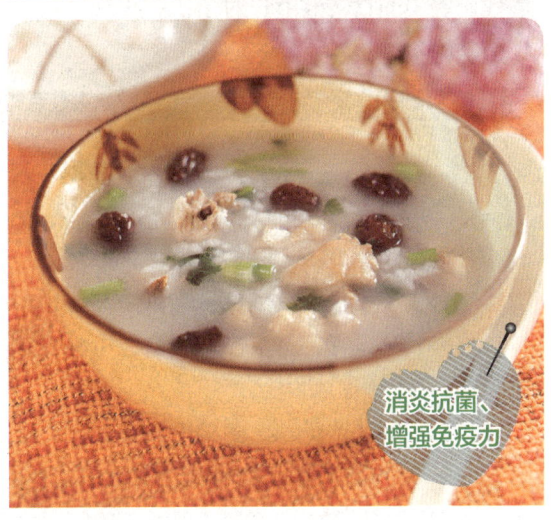

消炎抗菌、增强免疫力

龋齿

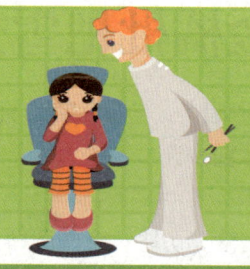

病症简介

龋齿多发生在乳牙期儿童的身上,以牙痛、口臭、食欲不振为主要表现。主要原因为口腔内细菌种类多,数量大,口腔的温度、湿度、营养物质为各种细菌的滋生提供了有利条件,再加上不良的生活习惯,如饭后、睡前不刷牙,爱吃甜食等而引起龋齿。孩子出现牙痛时,可用温盐水来漱口以缓解牙痛;吃完饭之后,家长要督促孩子刷牙、漱口,及时清理口腔中的食物残渣;对于口腔出现"虫洞"的,要尽快去医院补上,且避免吃一些比较坚硬的食物。

饮食建议

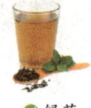 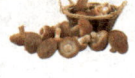 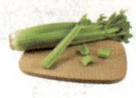 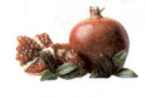 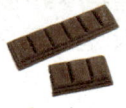

✔ 绿茶　　✔ 香菇　　✔ 芹菜　　✘ 石榴　　✘ 杨梅　　✘ 巧克力

①宜食高蛋白质、高钙、高氟、高维生素的食物,如鸡蛋、牛奶、香菇、芹菜、胡萝卜、鸡肉、莴笋等。高蛋白质饮食,可减少龋齿的发生;氟进入组织后,能增强牙釉质的抗酸性,有效预防龋齿。

②忌食酸性、坚硬、多糖的食物,如石榴、杨梅、炒花生、炒黄豆、糖果、蛋糕、巧克力等。这些食物会使龋齿的病情进一步加重。

红烧双菇

材料： 鸡腿菇、冬菇、油菜各150克，葱段、姜片各少许
调料： 食用油、盐、鸡精、酱油各适量
做法

① 鸡腿菇、冬菇均洗净切片；油菜洗净切半，焯水。② 用油起锅，下入葱段、姜片爆香，放入鸡腿菇、冬菇煸炒，淋入清水焖10分钟。③ 调入盐、鸡精、酱油，起锅装盘，将油菜围边即可。

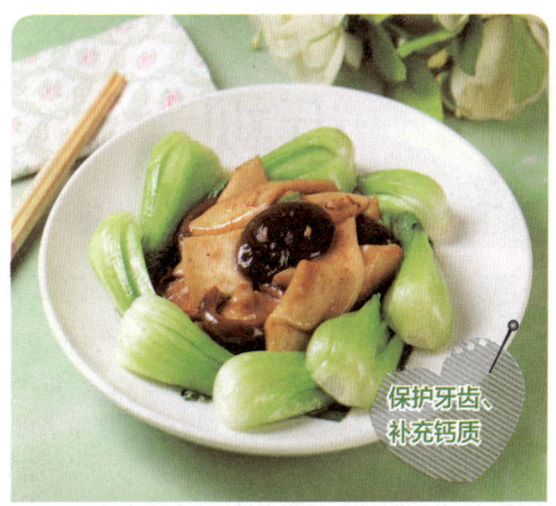

保护牙齿、补充钙质

芹菜红枣汤

材料： 芹菜80克，红枣3颗
调料： 芝麻油少许
做法

① 芹菜洗净切碎；红枣去核洗净，切丁。② 锅中水烧开，倒入芹菜、红枣煮至熟，加芝麻油调味。③ 关火后，将煮好的汤盛出，装入碗中即可。

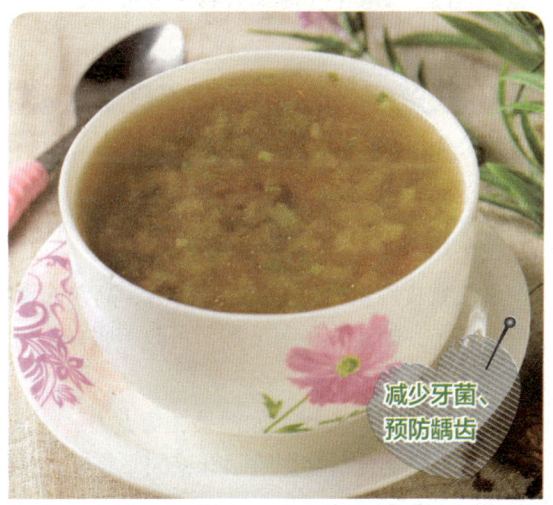

减少牙菌、预防龋齿

近视

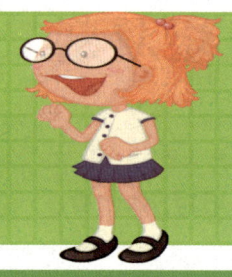

病症简介

近视发生的主要原因是用眼过度，也带有一定的遗传性，如果父母都是高度近视，则孩子出现近视的概率很高；同时，缺乏维生素、矿物质也可能会引起孩子近视。本病以视物不清、视觉易疲劳为主要表现，严重者可出现眼球外凸、脊柱畸形等症状。早期一般是假性近视，可恢复，但如果长期不加以矫正，眼睛的压力得不到缓解，会发展成真性近视。所以，家长一定要培养孩子养成正确的用眼习惯，学会保护自己的眼睛，并给孩子补充足够的维生素A。

饮食建议

  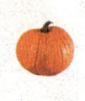 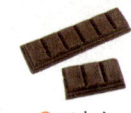 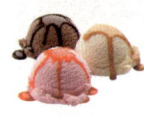 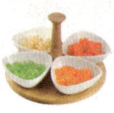

✅ 胡萝卜　　✅ 橙子　　✅ 南瓜　　❌ 巧克力　　❌ 冰淇淋　　❌ 糖果

①宜食高蛋白质、高维生素A、高锌的食物，如牛奶、蛋黄、猪肝、鸡肝、牡蛎、黄鱼、橙子、胡萝卜、南瓜等，可改善眼内视网膜、视神经等组织的营养与代谢，有效改善近视。

②忌食高糖食物，如糖果、巧克力、冰淇淋等。这类食物食用过多会产生大量酸性物质，与血钙结合后会影响眼球壁的坚韧性，使眼轴易于伸长，助长近视的发生。

三色肝末

材料：猪肝30克，胡萝卜、西红柿、洋葱、菠菜各适量

调料：盐少许

做法

① 猪肝、胡萝卜、西红柿、洋葱、菠菜洗净，切碎。② 锅中注入适量清水，大火烧开后，将上述材料放入锅中煮至熟烂，加入适量盐调味。③ 将煮好的菜盛出，装入碗中即可。

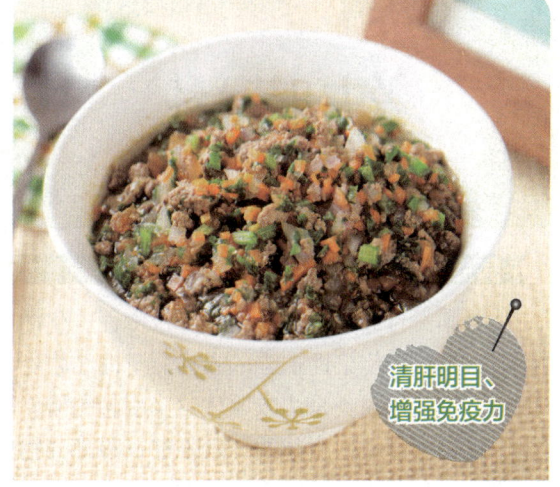

清肝明目、增强免疫力

鸡肝面条

材料：鸡肝50克，面条段60克，小白菜50克，蛋液、葱花各少许

调料：盐2克，鸡粉3克，食用油适量

做法

① 小白菜洗净，切碎。② 洗净的鸡肝汆水后捞出，剁碎。③ 锅中加水烧开，加油、盐、鸡粉、面条段，小火煮5分钟至面条熟软，放入小白菜，再下入鸡肝搅拌匀，煮至沸腾，倒入蛋液、葱花搅匀，煮沸即可。

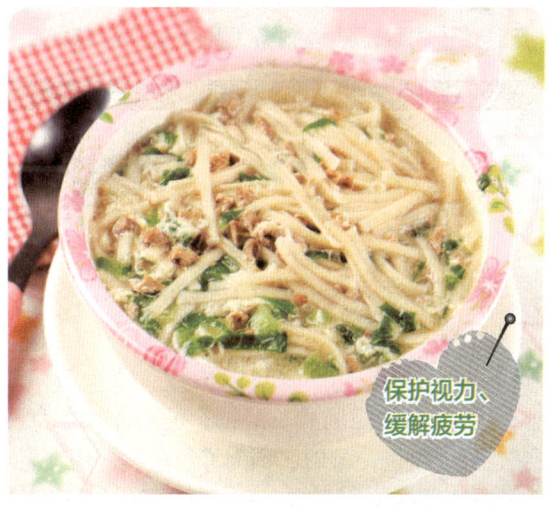

保护视力、缓解疲劳

结膜炎

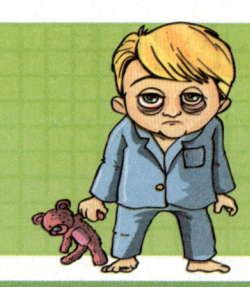

病症简介

结膜炎可分为急性、慢性和过敏性，生活中以急性结膜炎较为常见，即俗称的"红眼病"，是一种传染性很强的眼病。急性结膜炎常因为用眼不卫生，引起细菌和病毒的感染所致；慢性结膜炎是由衣原体感染引起的慢性眼部炎症；过敏性结膜炎主要是由花粉、灰尘、食物等过敏原引起的，以眼红、眼部异物感、流泪、眼部分泌物增多为主要表现。家长应该注意孩子眼部的卫生，对于干硬的眼部分泌物，可先用热毛巾软化。同时，避免强光对孩子的眼部造成刺激，用手触碰眼睛前一定要先洗手。

饮食建议

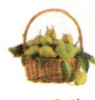		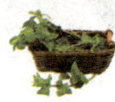			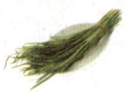
✅ 雪梨	✅ 柠檬	✅ 薄荷	❌ 荔枝	❌ 榴梿	❌ 韭菜

①宜坚持高维生素且清热利湿的清淡饮食，如胡萝卜、豆腐、绿豆、苦瓜、银耳、花菜、芹菜、冬瓜、雪梨、柠檬、薄荷等。这类食物具有清热解毒的功效，可维持机体的正常免疫功能，有抗感染的功效。

②忌食辛辣刺激、高糖、海腥发物等食物，如龙眼、荔枝、榴梿、辣椒、大蒜、韭菜、虾、螃蟹、羊肉、狗肉等。这类食物容易导致上火，会加重炎症反应。

灯芯草雪梨汤

材料： 灯芯草3克，雪梨1个
调料： 冰糖适量

做法

①雪梨洗净，去皮、核，切碎捣烂，取汁。②锅中倒入清水，放入灯芯草煎煮10分钟捞出，加入雪梨汁，煮约10分钟，再加入适量冰糖调味，拌匀。③关火，将煮好的汤盛入碗中即可。

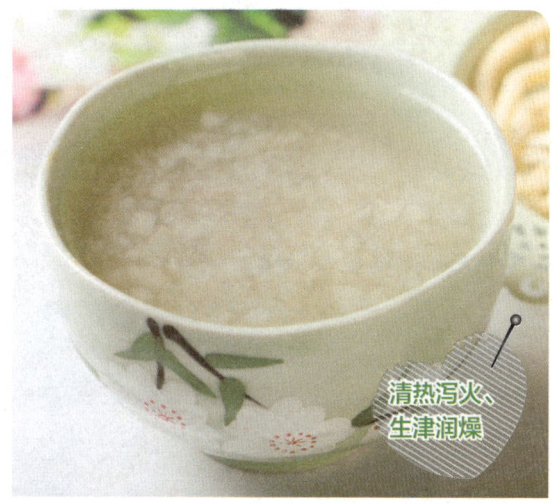

清热泻火、生津润燥

苦瓜汁

材料： 苦瓜50克，柠檬1/2个，姜7克
调料： 蜂蜜适量

做法

①苦瓜洗净，去核，切小块备用；柠檬洗净，去皮、核，切小块；姜洗净，切片。②将苦瓜、柠檬和姜倒入榨汁机中，加水搅打成汁。③加蜂蜜调匀，倒入杯中。

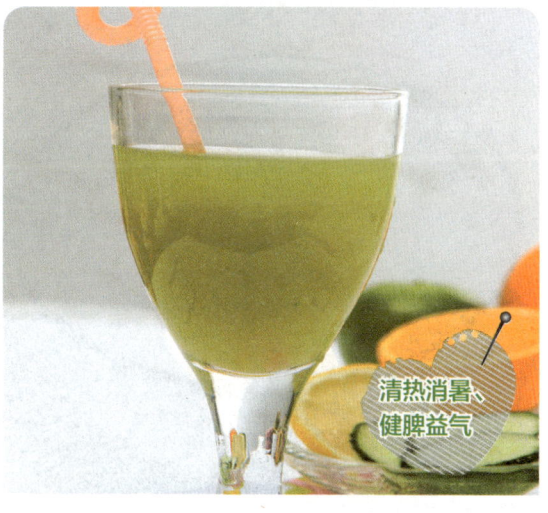

清热消暑、健脾益气

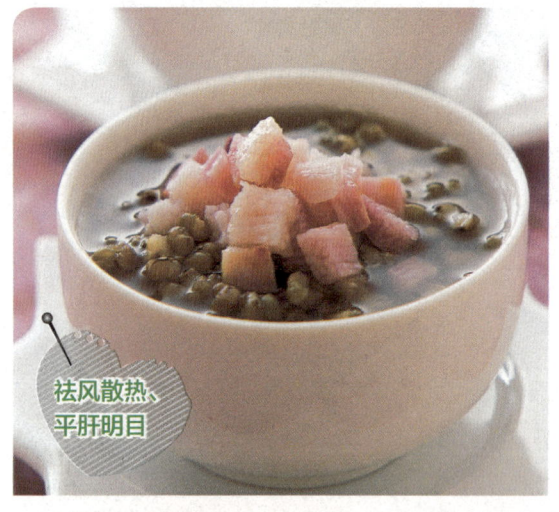

祛风散热、平肝明目

调理食谱 山药绿豆汤

材料： 新鲜山药140克，绿豆100克
调料： 白糖40克
做法 ─

①绿豆洗净，泡至膨胀，沥水。②将绿豆放入锅中，加入清水，以大火煮沸，转小火续煮40分钟至绿豆软烂。③山药去皮洗净，切小丁，煮熟后捞起，与绿豆汤混合，加糖即可。

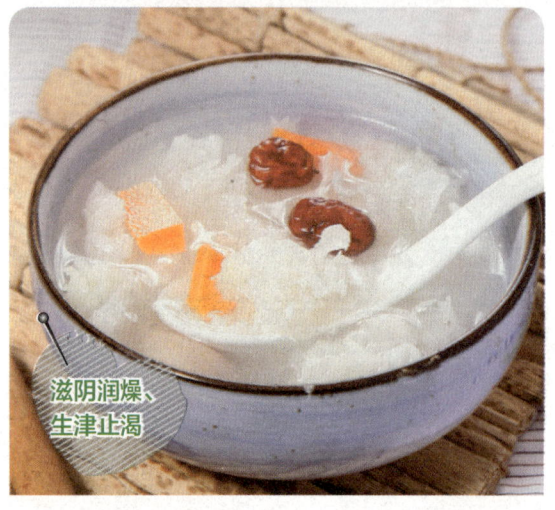

滋阴润燥、生津止渴

调理食谱 银耳木瓜羹

材料： 西米100克，银耳50克，木瓜、红枣各10克
调料： 白糖25克
做法 ─

①西米泡发洗净，放入电饭锅中，加入适量水。②将银耳泡发，摘成小朵，放入锅中。③锅中加白糖和红枣，拌匀；木瓜去皮、瓤，洗净切块，放入锅中。④将所有材料煮熟即可。

雪梨蜂蜜苦瓜汁

材料： 苦瓜160克，雪梨120克，樱桃1颗
调料： 蜂蜜15克

做法

① 雪梨洗净去皮、核，切成小块；苦瓜洗净去瓤，切成丁；樱桃洗净，去蒂。② 取榨汁机，倒入切好的材料，注入矿泉水，搅拌至材料榨出汁水，放入蜂蜜搅拌片刻，至蜂蜜溶入汁水中。③ 倒出榨好的汁水，装入杯中，点缀上樱桃即成。

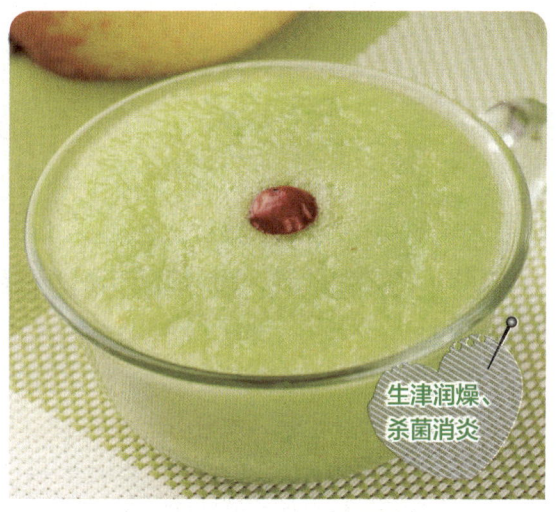

生津润燥、杀菌消炎

大米绿豆粥

材料： 大米30克，绿豆20克
调料： 盐适量

做法

① 大米和绿豆混合后，用清水洗净。② 将大米、绿豆一起放入清水中浸泡10小时后捞出，沥干水分。③ 将大米、绿豆入锅，先用大火煮开，再改用小火熬煮，煮至软烂后，加盐调味即可。

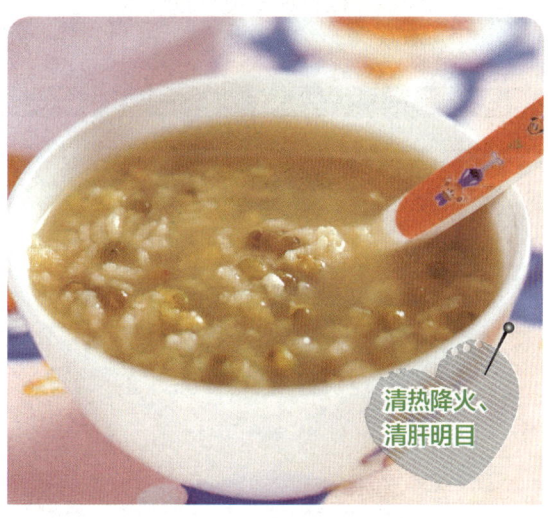

清热降火、清肝明目

痱子

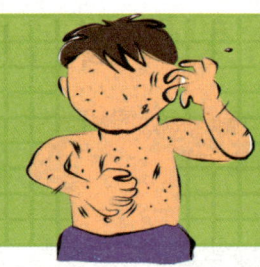

病症简介

痱子常发生在天气炎热、潮湿的夏天，由于环境中气温高、湿度大，皮肤出汗较多，不易蒸发，汗液使表皮角质层浸渍，致使汗腺导管口变窄或阻塞，汗腺导管内汗液潴留后因内压增高而发生破裂，外溢的汗液渗入并刺激周围组织而于汗孔处出现丘疹、丘疱疹或小水疱。该病好发于褶皱的部位，可出现红红的成片的针尖大小的疱疹，会有痒感及刺痛感。家长要注意保持孩子皮肤的干爽，及时更换汗湿的衣物，可在出痱子的地方涂抹痱子粉，以减少摩擦带来的疼痛。

饮食建议

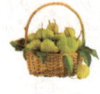 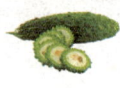 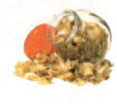 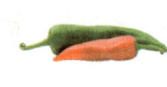 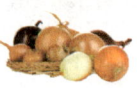 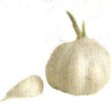

✅ 雪梨　　✅ 苦瓜　　✅ 百合　　❌ 辣椒　　❌ 洋葱　　❌ 大蒜

①宜食清热解暑、清淡、易消化的食物，如绿豆、苦瓜、西瓜、冬瓜、黄瓜、丝瓜、百合、苹果、雪梨、哈密瓜、荷叶、菊花等。

②忌食辛辣刺激、燥热、甜腻的食物，如辣椒、洋葱、大蒜、生姜、花椒、香菜、荔枝、榴梿、薯片、炸鸡腿等。

酸奶水果沙拉

材料：哈密瓜120克，雪梨100克，苹果90克，圣女果40克

调料：酸奶20克

做法

① 洗净去皮的哈密瓜、雪梨切丁；洗好的苹果去果核，果肉切丁；洗净的圣女果切小块。② 取一个碗，倒入所有材料、适量酸奶，搅拌均匀。③ 另取一个盘子，盛入拌好的食材，摆好盘即成。

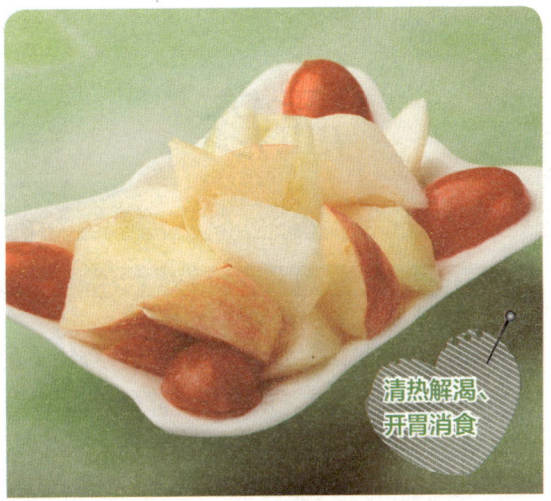

清热解渴、开胃消食

蜜汁苦瓜

材料：苦瓜130克

调料：蜂蜜40克，凉拌醋适量

做法

① 苦瓜洗净去瓜瓤，切片。② 锅中注入适量清水烧开，倒入苦瓜，搅拌片刻，煮约1分钟，至食材熟软后捞出沥干，待用。③ 将焯煮好的苦瓜装入碗，倒入蜂蜜，淋入适量凉拌醋，搅拌至食材入味。④ 取一个盘子，盛出拌好的苦瓜即成。

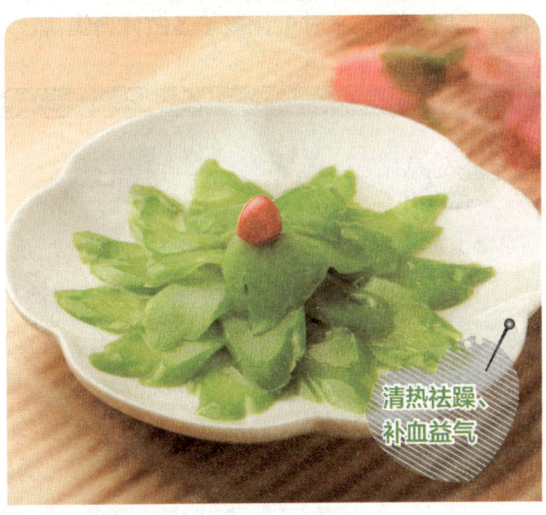

清热祛躁、补血益气

湿疹

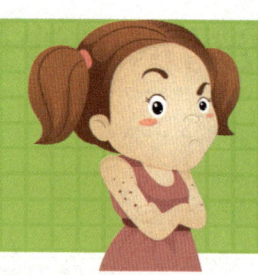

病症简介

湿疹主要是由对食入、吸入或接触物不耐受而引起的一种变态反应性皮肤病,即平常说的过敏性皮肤病。患有湿疹的孩子起初皮肤发红,继而出现皮疹,随后皮肤发糙、脱屑,抚摸皮肤如同触摸在砂纸上一样。要及时确认引起过敏的物质,并避免孩子再接触过敏原,积极调养过敏体质。家长应为孩子选择宽松、棉质的衣物,汗湿后要及时予以更换。同时,家长平时可让孩子多做体育锻炼,增强体质,提高免疫力。

饮食建议

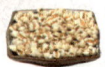 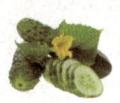 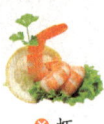 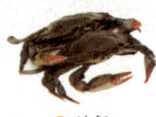 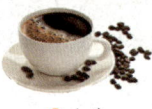

✔ 薏米　　✔ 柠檬　　✔ 黄瓜　　✘ 虾　　✘ 螃蟹　　✘ 咖啡

①宜多食清热利湿、富含维生素、清淡易消化的食物,如薏苡仁、冬瓜、黄瓜、白菜、豆腐、赤小豆、芹菜、芥蓝、橙子、柠檬、丝瓜等。这类食物可排除体内湿气,调节人体的生理功能,减轻皮肤过敏反应。

②忌食辛辣刺激、高盐分、易过敏的食物,如虾、螃蟹、咸菜、辣椒、胡椒、姜、咖啡、茶等。高盐分的食物可加重体内积液,诱发湿疹;易过敏食物可加重过敏反应。

白菜冬瓜汤

材料： 大白菜180克，冬瓜200克，枸杞8克，姜片、葱花各少许

调料： 盐3克，鸡粉2克，食用油适量

做法

① 洗净去皮的冬瓜切片；洗好的大白菜切块；枸杞洗净。② 用油起锅，放入姜片爆香，倒入冬瓜片、大白菜、适量清水、枸杞煮至熟透，加入盐、鸡粉搅匀调味。③ 煮好的汤料装碗，撒上葱花即成。

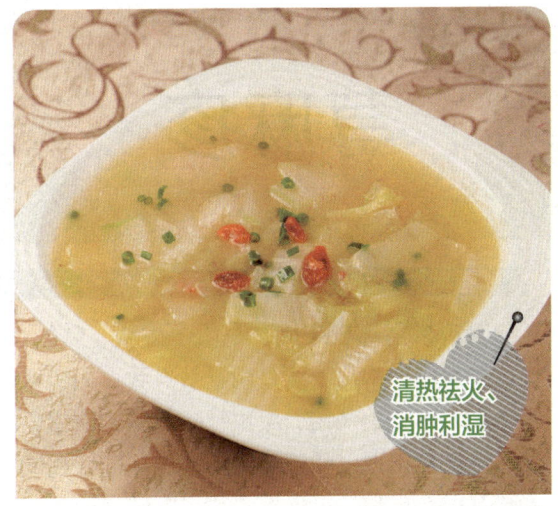

清热祛火、消肿利湿

苦瓜豆腐汤

材料： 苦瓜150克，豆腐200克，枸杞少许

调料： 盐3克，鸡粉2克，食用油适量

做法

① 苦瓜洗净去核，切片；豆腐洗净，切成小方块。② 锅中注水烧开，加盐、豆腐，焯煮片刻，捞出。③ 用油起锅，倒入苦瓜炒匀，注入清水，煮至苦瓜熟软，倒入豆腐块，加入盐、鸡粉调味，放入枸杞，煮至食材熟透即可。

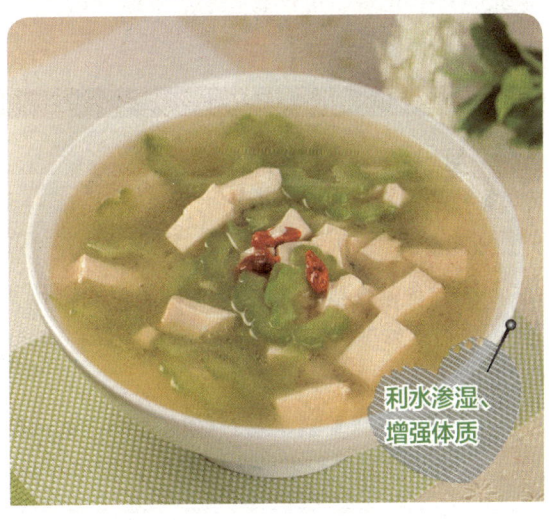

利水渗湿、增强体质

荨麻疹

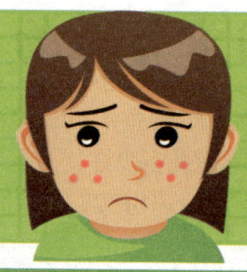

病症简介

荨麻疹俗称风疹块，是由于皮肤、黏膜小血管扩张及渗透性增加而出现的一种局限性水肿反应。本病主要是由过敏导致，如机械刺激、冷热、日光等，食物及食物添加剂、吸入物、感染、药物、昆虫叮咬、精神因素、内分泌改变、遗传因素等也可引起该病。患儿常会突然出现皮肤瘙痒，随即出现鲜红色或者苍白色的隆起，突出于皮肤表面，一般都会成片融合出现，可伴有恶心、呕吐、腹泻等消化系统症状。家长应该帮孩子找出发病诱因，并避免接触。

饮食建议

 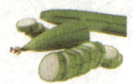 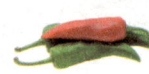 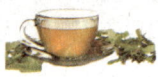 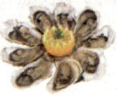

✅ 柠檬　　✅ 丝瓜　　✅ 绿豆　　❌ 辣椒　　❌ 茶　　❌ 牡蛎

①宜食富含维生素、清淡易消化的食物，如柠檬、橙子、香蕉、白萝卜、苦瓜、黄瓜、丝瓜、紫薯、绿豆等。这类食物具有清热解毒、祛湿止痒的功效，能有效缓解荨麻疹带来的不适症状。

②忌食辛辣刺激、易过敏的食物，如辣椒、花椒、酒、咖啡、茶、虾、牡蛎、螃蟹等。这类食物容易诱发体内的热性，加重荨麻疹的症状。

苦瓜绿豆汤

材料:水发绿豆200克,苦瓜100克
调料:冰糖40克

做法

① 苦瓜洗净去核,切块;绿豆洗净。② 砂锅中注入适量清水烧开,倒入绿豆搅匀,煮沸后用小火煮至绿豆变软,倒入苦瓜搅拌匀。加冰糖,略微搅拌几下,用小火煮至全部材料熟透,略微搅拌几下。③ 盛出煮好的绿豆粥汤,装入汤碗中即成。

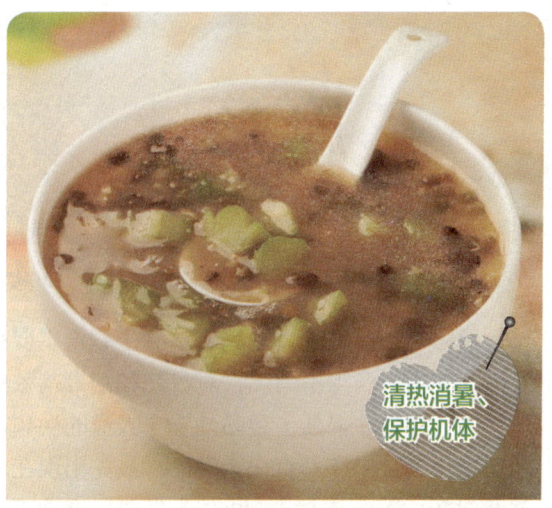

清热消暑、保护机体

白萝卜海带汤

材料:白萝卜200克,海带180克,姜片、葱花各少许
调料:盐3克,鸡粉2克,食用油适量

做法

① 洗净去皮的白萝卜切丝;洗好的海带切成丝。② 用油起锅,放入姜片爆香,倒入白萝卜丝、适量清水煮熟,搅拌,倒入海带拌匀煮沸;放入适量盐、鸡粉搅匀,煮沸,盛出,装入碗,放上葱花即可。

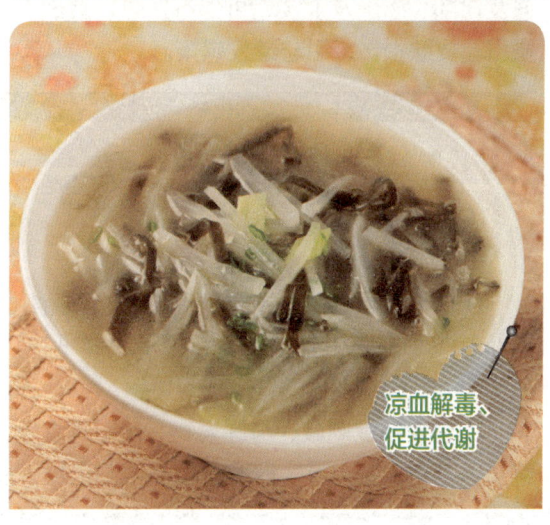

凉血解毒、促进代谢

麻疹

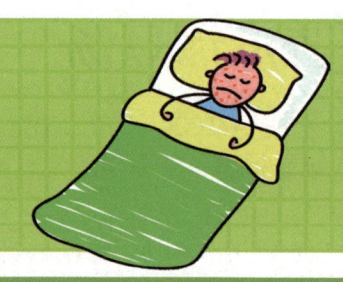

病症简介

麻疹是由麻疹病毒引起的。麻疹病毒主要存在于发病初期的血液、眼部、鼻咽分泌物及大小便中。病毒不耐热，对日光和消毒剂敏感，在低温下能长期存活。本病主要通过飞沫传播，传染性很强，容易并发呼吸道的疾病，如肺炎、气管炎等。患儿会出现大量的红色斑丘疹，且出疹具有一定顺序，最先出现在耳后、颈部、沿着发际边缘，在一天之内可遍及面部、躯干及上肢，可伴有发热、食欲不振等症状。家长要给孩子修剪指甲，避免抓挠引起皮肤损伤，引起继发感染。

饮食建议

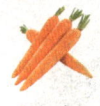 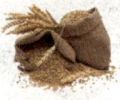 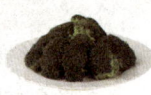 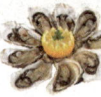 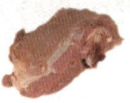

✅ 胡萝卜　　✅ 小麦　　✅ 西蓝花　　❌ 辣椒　　❌ 牡蛎　　❌ 羊肉

①宜食富含维生素C、高蛋白质、易消化的流质食物，如瘦肉、鸡蛋、胡萝卜、西蓝花、苋菜、茶树菇、小麦、橙子、鲜枣等。这类食物可提高机体免疫力，有利于疾病的康复。

②忌食辛辣刺激、海腥发物、油腻等食物，如辣椒、花椒、芥末、虾、海鲜、牡蛎、蛏子、羊肉、狗肉等。这类食物易生湿化热，损伤胃肠，使病情加重。

桑豆百合浆

材料： 黄豆、红豆、黑豆各20克，百合10克，干桑叶3片

做法

① 黄豆、红豆、黑豆、百合用水浸泡，捞出洗净；干桑叶洗净，沥水。② 将上述材料放入豆浆机中，添水搅打成豆浆，并煮沸，滤取浆汁即可。

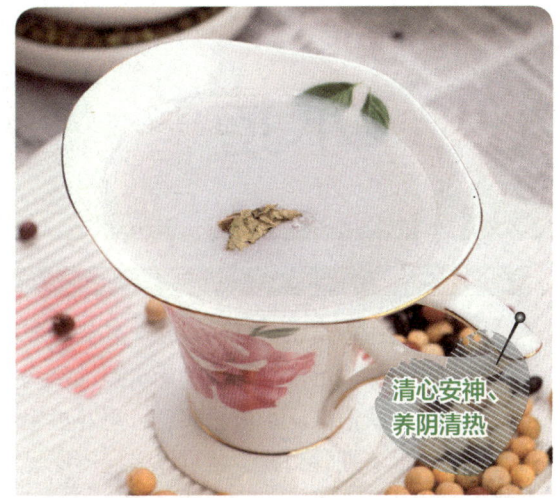

清心安神、养阴清热

胡萝卜瘦肉粥

材料： 胡萝卜50克，瘦肉100克，大米80克，芹菜末、洋葱末、土豆末各适量

调料： 盐、鸡精、芝麻油、胡椒粉各少许

做法

① 瘦肉洗净，剁末；胡萝卜洗净，切小丁；大米洗净。② 大米入锅，加水煮20分钟，放入肉末、胡萝卜丁、芹菜末、洋葱末、土豆末煮至粥，加盐、鸡精、芝麻油、胡椒粉调味，将粥盛出即可。

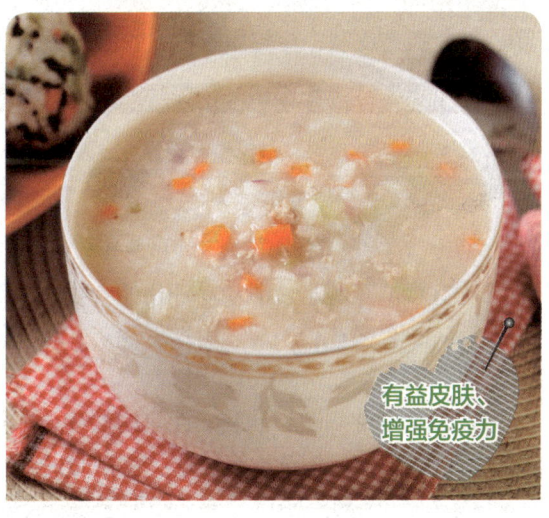

有益皮肤、增强免疫力

水痘

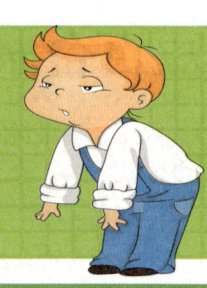

病症简介

水痘是由水痘带状疱疹病毒初次感染引起的急性传染病，冬、春两季多发，其传染力强，接触或飞沫均可传染。该病为自限性疾病，病后可获得终身免疫，也可在多年后感染复发而出现带状疱疹。水痘起病急，患儿可出现发热、头痛、乏力等症状，发热后数小时开始出疹，疱疹期时患儿会感觉瘙痒。皮疹呈米粒至豌豆大的圆形水疱，周围明显红晕，有些水疱的中央呈脐窝状。家长要给孩子做好皮肤护理，保持皮肤的清洁；剪短孩子指甲，以免抓伤皮肤；穿棉质衣物，衣服应该清洁、宽大。

饮食建议

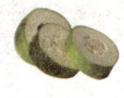 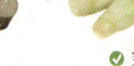 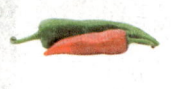 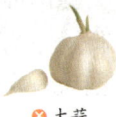

✅ 冬瓜　　✅ 茭白　　✅ 绿豆　　❌ 辣椒　　❌ 大蒜　　❌ 荔枝

①宜食清热利水、清淡易消化的食物，如绿豆、海带、竹笋、鲫鱼、粳米、银耳、茭白、荷叶、金银花、冬瓜、黄瓜、油菜、瘦肉等。这类食物可清除体内炙热，有助于消除水痘。

②忌食辛辣刺激、油腻、性热的食物，如辣椒、大蒜、芥末、洋葱、龙眼、荔枝、羊肉、狗肉、肥肉、炒花生等。这类食物助火生痰、难以消化，易加重肠胃负担。

金银花绿豆汤

材料： 金银花70克，水发绿豆120克

调料： 盐少许

做法

①绿豆洗干净、泡发；金银花洗干净。②砂锅注水烧开，倒入绿豆、金银花，轻轻搅拌，使食材混合均匀。③盖上盖，煮沸后用小火炖煮至食材熟透，加盐调味，拌匀，煮至汤汁入味，盛出煮好的绿豆汤，装入碗中即成。

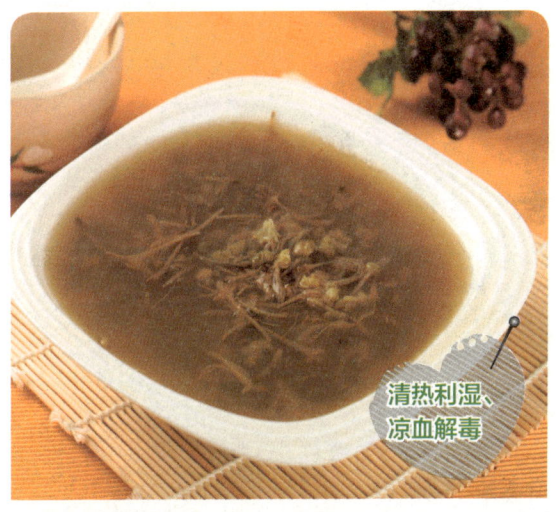

清热利湿、凉血解毒

红枣核桃米糊

材料： 大米75克，干红枣30克，核桃仁30克

调料： 白糖适量

做法

①大米淘洗干净，浸泡2小时；干红枣用温水泡发，去核，切成小块；核桃仁洗净。②将上述材料放入豆浆机中，添水搅打成米糊，煮熟。③装入杯，调入白糖即可。

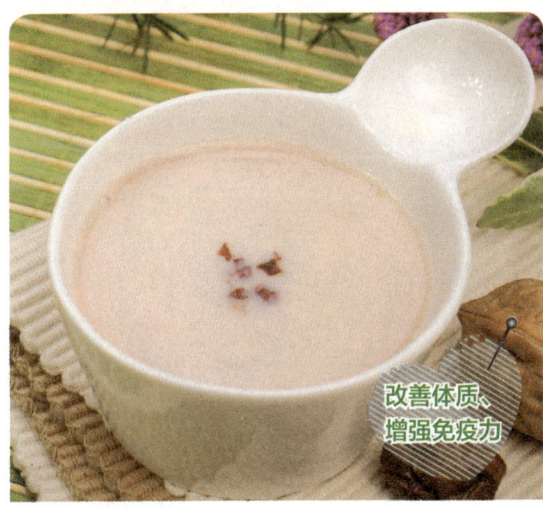

改善体质、增强免疫力

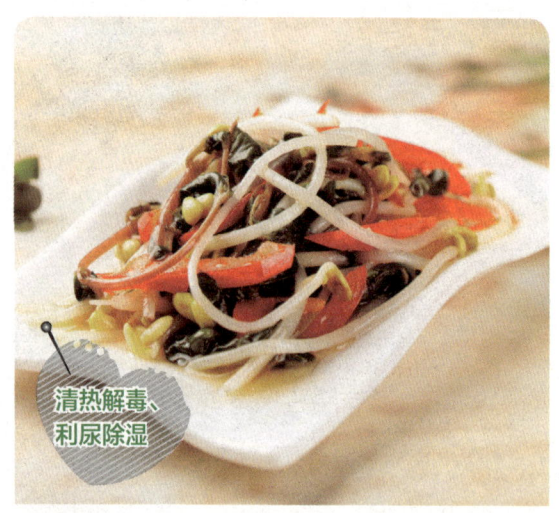

清热解毒、利尿除湿

马齿苋炒黄豆芽

材料： 马齿苋、黄豆芽各100克，彩椒50克
调料： 盐2克，鸡粉3克，水淀粉4毫升，食用油适量

做法

① 洗净的彩椒切成条，备用；黄豆芽、马齿苋洗净，备用。② 黄豆芽、彩椒煮断生，捞出沥干。③ 用油起锅，倒入马齿苋、焯过水的食材、盐、鸡粉、水淀粉炒匀，盛出，装入盘中即可。

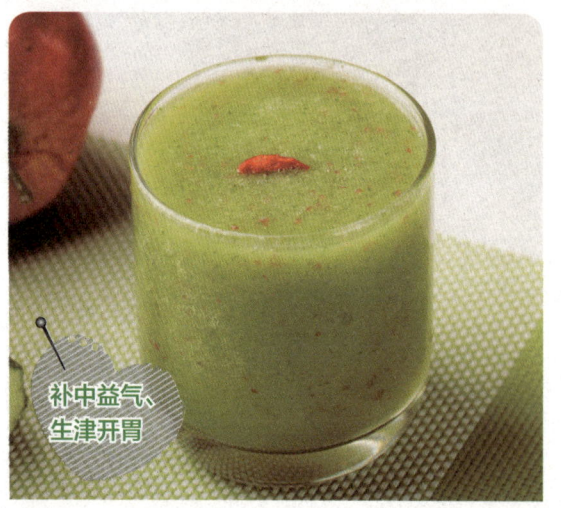

补中益气、生津开胃

黄瓜苹果汁

材料： 黄瓜120克，苹果100克
调料： 蜂蜜15克

做法

① 洗好的黄瓜去皮，切成丁；洗净的苹果去核，切成小块，备用。② 取榨汁机，选择搅拌刀座组合，倒入黄瓜、苹果、水，加盖后选择"榨汁"功能，榨取果蔬汁；加入适量蜂蜜后再搅拌片刻。③ 榨好的蔬果汁倒入杯中即可。

芦荟炒玉米粒

材料： 胡萝卜95克，芦荟、玉米粒各90克，豌豆80克

调料： 盐3克，鸡粉2克，水淀粉、食用油各适量

做法

① 胡萝卜洗净，切丁；洗好去皮的芦荟切块；玉米粒、豌豆洗净。② 玉米粒、胡萝卜丁、豌豆、芦荟煮断生捞出。③ 用油起锅，放入焯过水的食材翻炒八成熟，加盐、鸡粉、水淀粉调味，盛出即成。

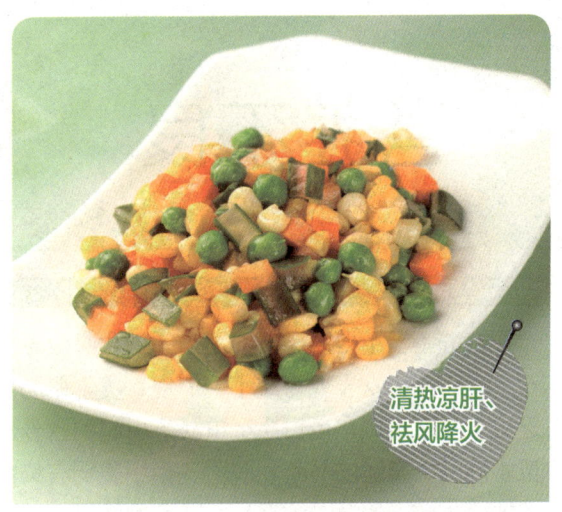

清热凉肝、祛风降火

绿豆奶粥

材料： 绿豆50克，大米100克，牛奶250克

调料： 冰糖少许

做法

① 绿豆、大米洗净泡发。② 锅中加入适量的清水，放入绿豆煮至开花，再倒入大米拌匀，煮开后转小火继续熬煮至食材熟烂，倒入牛奶和适量的冰糖，搅匀，再用小火熬煮5分钟。③ 关火后将粥盛出即可食用。

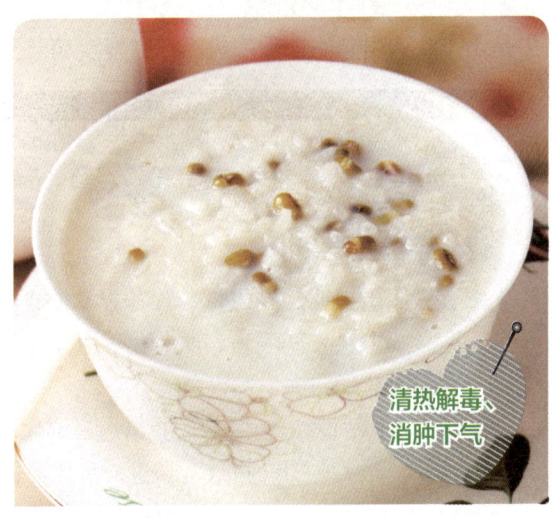

清热解毒、消肿下气

营养不良

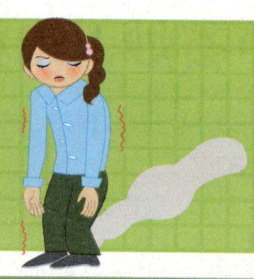

病症简介

营养不良主要因为喂养不当、消化吸收不良、疾病等因素引起。由热量不足引起的营养不良,孩子常表现为矮小、消瘦、皮下脂肪消失、皮肤失去弹性、毛发干枯变黄、体弱乏力、萎靡不振;蛋白质严重缺乏引起的营养不良,表现为周身水肿、眼睑和身体低垂部位水肿、头发脆弱易断和脱落、指甲脆弱有横沟、无食欲、肝大,常有腹泻和水样便。家长要根据孩子的营养状况进行适当的饮食调养,同时要纠正孩子挑食、厌食的坏毛病,如果是由于疾病引起的,需积极治疗原发疾病。

饮食建议

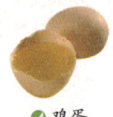 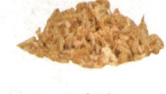 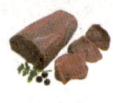 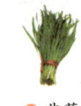 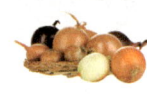 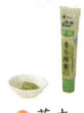

✓ 鸡蛋　　✓ 虾米　　✓ 牛肉　　✗ 韭菜　　✗ 洋葱　　✗ 芥末

①宜食高蛋白质、高热量、营养丰富的食物,如鸡蛋、鸡肉、猪瘦肉、牛肉、虾米、黄豆、菠菜、白菜、胡萝卜、西蓝花、苹果、杏仁、花生等。这类食物能补充人体所需的营养,有益于儿童的生长发育。

②忌食辛辣刺激、油腻、坚硬、不易消化的食物,如芥末、洋葱、韭菜、炸鸡、炒豌豆、锅巴等。这类食物可刺激胃肠道,甚至降低孩子的食欲,不利于营养的吸收。

肉末胡萝卜炒青豆

材料： 猪肉90克，青豆90克，胡萝卜100克，姜末、蒜末、葱末各少许

调料： 盐、鸡粉各3克，食用油、生抽、淀粉各适量

做法

① 胡萝卜洗净，切粒，焯水；猪肉洗净，切末；青豆洗净，焯水。② 肉末入油锅炒至变白，入姜末、蒜末、葱末、生抽拌炒，倒入焯水的食材炒匀，转小火，加盐、鸡粉调味，用淀粉勾芡即成。

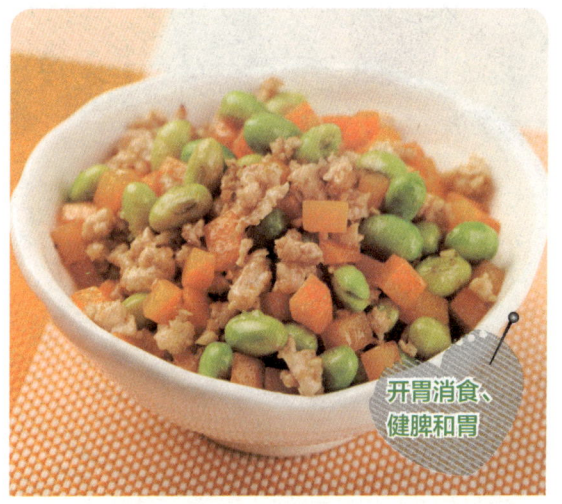

开胃消食、健脾和胃

环玉狮子头

材料： 猪肉130克，日本豆腐块100克，莲藕泥110克，青豆、枸杞各少许

调料： 盐、鸡粉、生抽、水淀粉、食用油各适量

做法

① 猪肉洗净，剁蓉，加盐、鸡粉、水淀粉腌渍，加莲藕泥混合，与青豆、日本豆腐块同摆入蒸盘，再入蒸锅蒸熟后取出。② 油锅加水、盐、鸡粉、生抽、淀粉拌匀，制成稠汁浇在盘中，撒上枸杞即可。

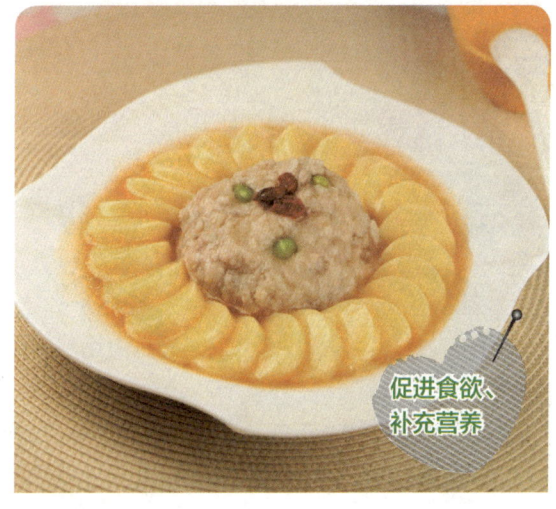

促进食欲、补充营养

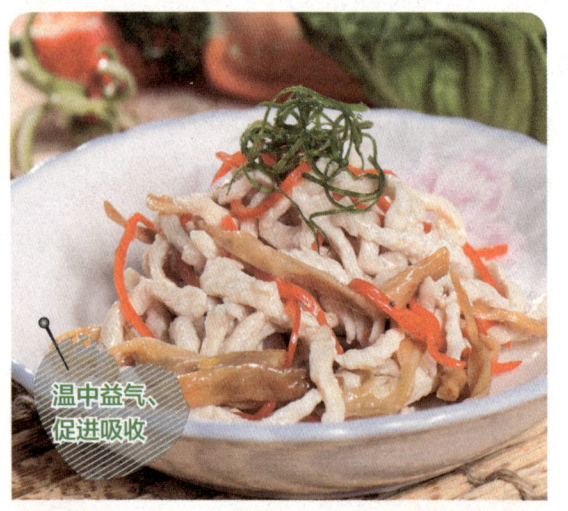

温中益气、促进吸收

黄花鸡丝

材料： 鸡肉、黄花菜各300克，红椒20克，葱末、姜末各适量

调料： 料酒10毫升，盐3克，胡椒粉、食用油各适量

做法

①鸡肉洗净，切丝；黄花菜泡发洗净；红椒洗净切丝。②锅内加油烧热，入鸡丝滑熟后捞出。③锅留底油，放入葱末、姜末炒香，再放入鸡丝、黄花菜、红椒丝炒熟，加盐、胡椒粉、料酒调味，炒匀即可。

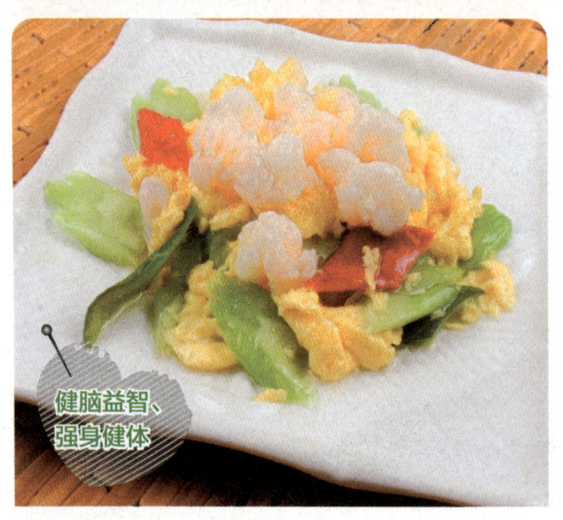

健脑益智、强身健体

苦瓜虾仁炒蛋

材料： 鸡蛋2个，虾仁100克，红椒、苦瓜各适量

调料： 盐、鸡精各2克，淀粉10克，食用油适量

做法

①虾仁洗净，调入盐、鸡精、淀粉腌渍；红椒、苦瓜洗净去籽，切片。②鸡蛋打入碗中，加入盐拌匀。③热锅下油，倒入鸡蛋稍炒，再入虾仁、红椒、苦瓜炒熟，起锅即可。

虾仁脆腰果

材料： 虾仁300克，西芹100克，胡萝卜、腰果各50克

调料： 盐3克，生抽6毫升，料酒、食用油各适量

做法

① 虾仁洗净，用料酒腌渍去腥；西芹洗净，去皮切斜段；胡萝卜洗净，切块；腰果洗净备用。② 油锅烧热，倒入虾仁炒至断生，再放入西芹、胡萝卜、腰果同炒至熟。③ 加入盐、生抽调味，炒匀即可。

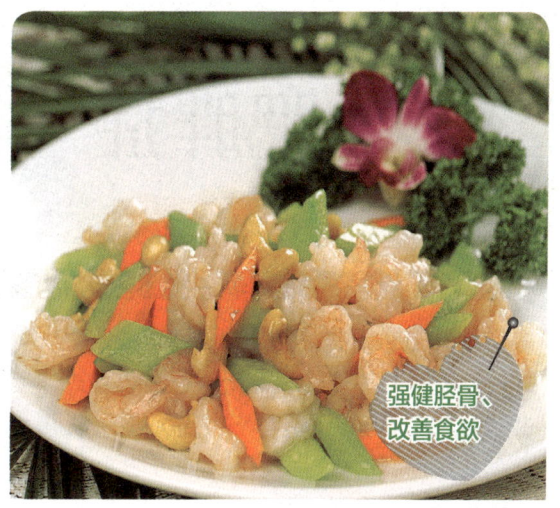

强健胫骨、改善食欲

猪肝鱼肉汤

材料： 草鱼300克，猪肝150克，枸杞10克，香菜3克

调料： 味精3克，盐、高汤各适量

做法

① 草鱼收拾干净，切块；猪肝洗净，切大片；枸杞洗净。② 锅上火，下入高汤、草鱼、猪肝、枸杞，调入盐、味精用小火煲至熟，撒入香菜末即可。

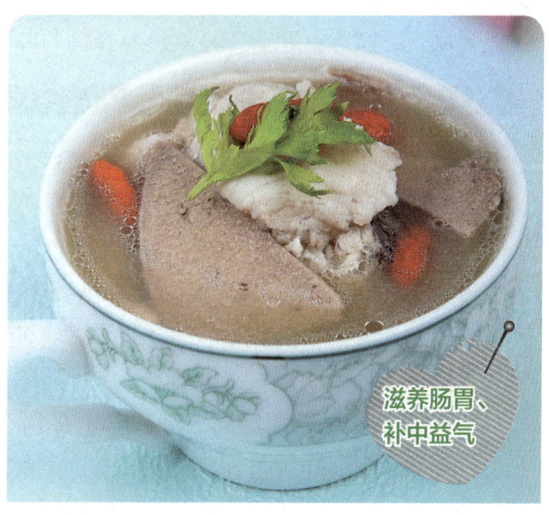

滋养肠胃、补中益气

小儿肥胖症

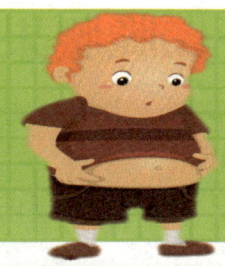

病症简介

小儿肥胖症主要由于能量摄入过多、活动量少、遗传原因、心理因素等多方面原因导致的。小儿肥胖症的标准一般指体重超过同年龄、同性别儿童平均体重的20%。以身体脂肪含量过多为主要特征，身材外形显得矮胖、浑圆，脸部上窄下宽，双下颌，颈粗短，向后仰头枕部皮褶明显增厚，胸圆，肋间隙不显，双乳因皮下脂肪厚而增大，站立时腹部向前凸出而高于胸部平面，脐孔深凹。家长应该在保证孩子正常生长发育的基础上，对饮食加以控制，限制零食和甜食及高热量食物的摄入。

饮食建议

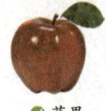 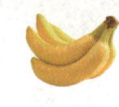 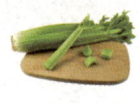 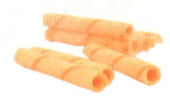 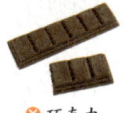 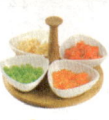

✅ 苹果　　✅ 香蕉　　✅ 芹菜　　❌ 蛋卷　　❌ 巧克力　　❌ 糖果

①宜坚持低热量、低脂肪、高纤维素的饮食，多吃新鲜蔬菜和水果，这类食物能提供儿童正常生长所需的能量，且能满足孩子的食欲，不致引起饥饿感。如瘦肉、鸡蛋、豆腐、芹菜、冬瓜、胡萝卜、白菜、豆芽、西瓜、苹果、梨、香蕉、圣女果等。

②忌食高热量、高脂肪、高碳水化合物的食物，如蛋糕、蛋卷、巧克力、肥肉、糖果、汽水、汉堡、炸薯条、炸鸡腿等。这类食物会加重小儿肥胖。

虾皮炒冬瓜

材料： 冬瓜100克，虾皮适量
调料： 盐少许，食用油适量

做法

①冬瓜去皮、瓤，洗净，切1厘米小块，备用。②用油起锅，放入虾皮稍炒，再倒入冬瓜翻炒，淋入适量清水煮10分钟至水干，加盐调味拌匀。③关火，盛出即可。

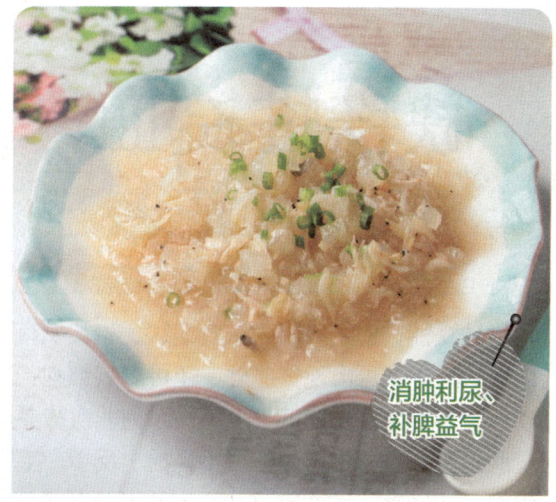

消肿利尿、补脾益气

蔬菜沙拉

材料： 花菜、胡萝卜、洋葱、圣女果各80克
调料： 沙拉酱适量

做法

①花菜洗净，切块；胡萝卜洗净，切条；洋葱洗净，切块；圣女果洗净。②将花菜、胡萝卜、洋葱入沸水锅中焯水后捞出。③将花菜、胡萝卜、洋葱、圣女果一起装入碗中，挤入沙拉酱拌匀即可。

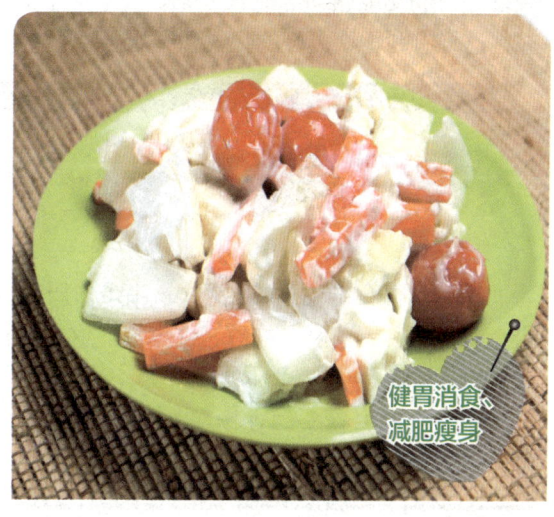

健胃消食、减肥瘦身

缺铁性贫血

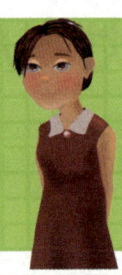

病症简介

缺铁性贫血主要因为饮食缺铁、生长发育不全、消化吸收障碍、疾病等因素引起。体内铁缺乏,除可出现贫血外,还可影响细胞代谢功能,使机体出现消化道功能紊乱、循环功能障碍、免疫功能低下变等一系列非血液系统的表现,对儿童的健康危害较大。该病以皮肤黏膜苍白、指甲皱缩、不光滑、反甲、毛发脱落等症状为主要表现,可伴有生长发育缓慢、胃肠功能减弱等症状。家长要给孩子提供含铁丰富的食物,同时注意维生素C的补充,这样有利于铁更好的吸收和利用。

饮食建议

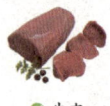 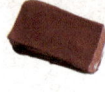 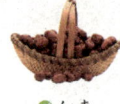 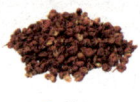 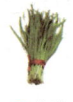 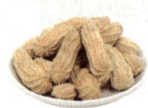

✅ 牛肉　　✅ 猪血　　✅ 红枣　　❌ 花椒　　❌ 韭菜　　❌ 花生

①宜食富含维生素C、高铁、高蛋白质的食物,如猪肝、瘦肉、猪血、牛肉、蛋黄、带鱼、黑木耳、芝麻、红豆、红枣等。这类食物能促进机体对矿物质铁的吸收,可有效改善缺铁性贫血。

②忌食富含鞣酸的食物和难消化的食物,如洋葱、花椒、花生、韭菜、茶叶、咖啡等。这类食物能妨碍人体对食物中铁的吸收。

菠菜炒猪肝

材料： 菠菜段200克，猪肝180克，红椒块10克，姜片、蒜末、葱段各少许

调料： 盐、鸡粉、料酒、水淀粉、食用油各适量

做法

① 猪肝洗净切片，加盐、鸡粉、料酒、水淀粉腌渍。② 姜片、蒜末、葱段、红椒块入油锅爆香，入猪肝、料酒、菠菜段炒至熟软，加入盐、鸡粉，炒匀调味，倒入适量水淀粉勾芡即可。

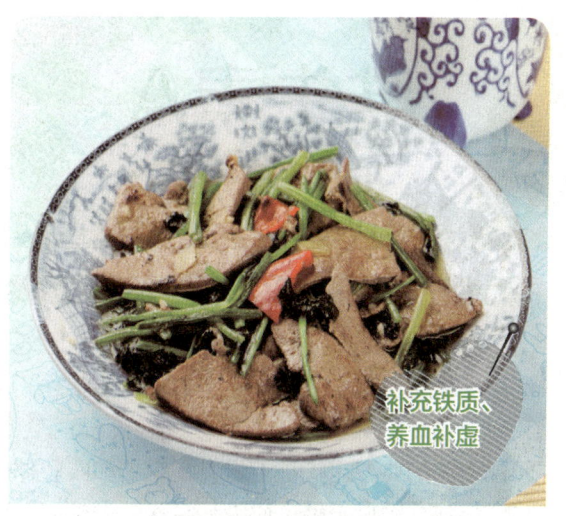

补充铁质、养血补虚

菠菜炖豆腐

材料： 豆腐300克，菠菜180克，高汤300毫升，蒜末少许

调料： 盐2克，生抽5毫升，鸡粉、水淀粉、食用油各适量

做法

① 菠菜洗净去根，切段；豆腐洗净切块，焯水备用。③ 用油起锅，爆香蒜末，放入菠菜，炒软后倒入高汤、豆腐块，加盐、鸡粉、生抽，煮入味后勾芡即可。

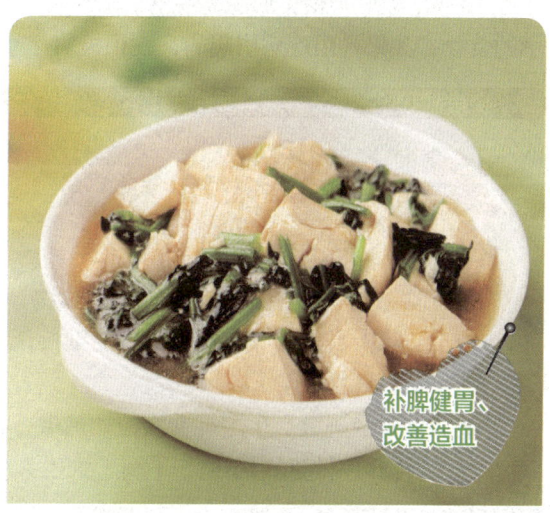

补脾健胃、改善造血

维生素A缺乏症

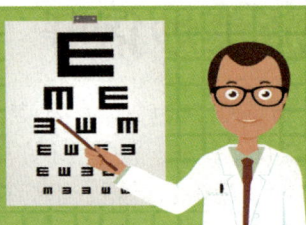

病症简介

维生素A缺乏症主要由慢性腹泻、肝胆疾病、白蛋白降低不足以转运维生素A、重症消耗性疾病使维生素A消耗过量等因素引起。以眼部及皮肤的病变为主要特征。眼睛常见和最早出现的症状是暗适应减退、夜盲,严重者可出现角膜软化发生溃疡甚致穿孔、失明;皮肤的典型症状是干燥,在躯干和四肢伸面密布散在的毛囊角化等丘疹,无炎症也无自觉症状,毛发干枯,质脆易脱落。家长应该根据孩子的生理需求,为其提供富含维生素A的食物;如果是由疾病引起的,应积极治疗原发疾病。

饮食建议

 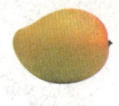 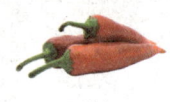 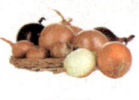 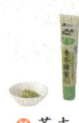

✓ 胡萝卜　　✓ 南瓜　　✓ 芒果　　✗ 辣椒　　✗ 洋葱　　✗ 芥末

①宜食富含维生素A、高蛋白质的食物,如胡萝卜、红薯、南瓜、柿子、芒果、柑橘、橙子、鸡蛋、猪肝等。这类食物能维持正常视力及上皮细胞的完整性,有效改善维生素A缺乏的症状。

②忌食辛辣刺激、生冷等食物,如辣椒、花椒、香菜、洋葱、芥末、冰淇淋、冰西瓜等。这类食物可引起肠胃不适,不利于维生素A的吸收。

胡萝卜青菜饭卷

材料： 胡萝卜100克，生菜80克，香肠1根，海苔、米饭各适量

调料： 芝麻油、盐各少许

做法

① 胡萝卜洗净，切条；生菜洗净，切碎；香肠切成条；米饭加芝麻油、盐，拌匀。② 将海苔铺好，放上米饭，加入胡萝卜条、生菜、香肠条，卷起来卷紧。③ 将饭卷切成小段，放入碟中即可。

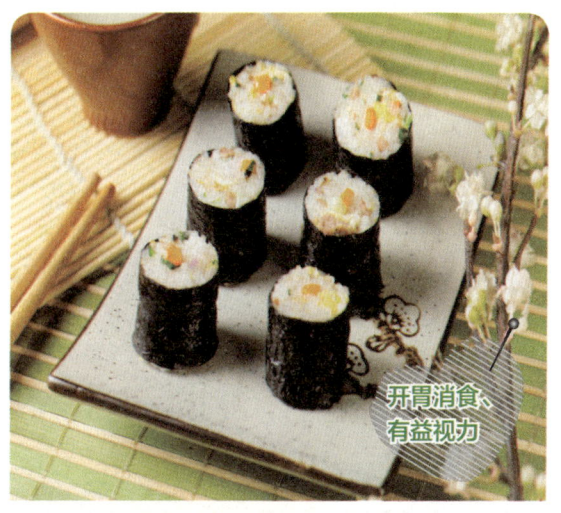

开胃消食、有益视力

猪肝土豆泥

材料： 猪肝30克，土豆80克

调料： 盐少许

做法

① 新鲜猪肝洗净，与清水一起放入锅中，加少许盐拌匀。② 待水烧开后，将洗净的猪肝放入沸水中煮熟。③ 土豆去皮洗净，放入锅中蒸熟。④ 将熟制的猪肝切成碎末混入土豆中，加少许温开水搅拌均匀即可食用。

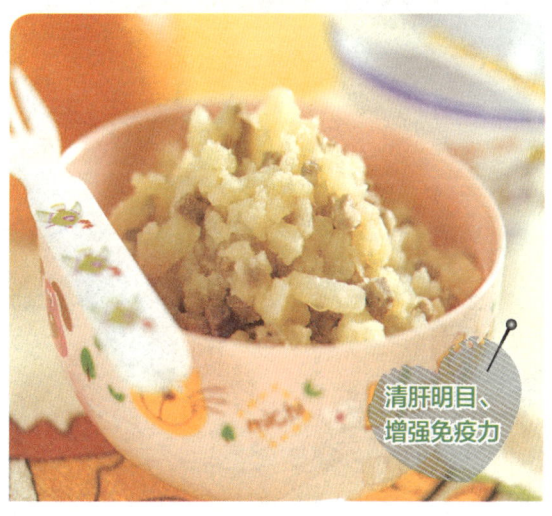

清肝明目、增强免疫力

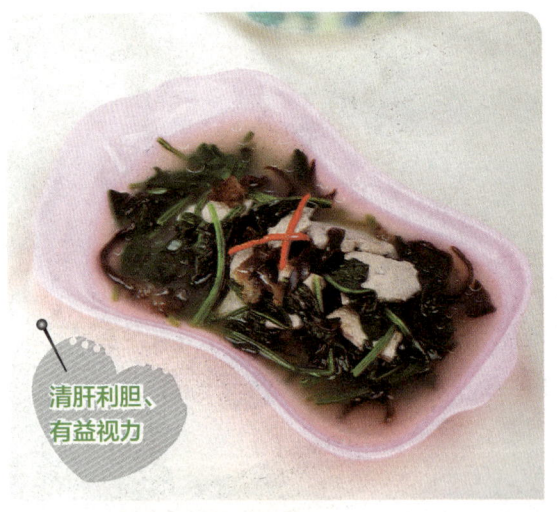

清肝利胆、有益视力

菠菜猪肝煲木耳

材料： 猪肝300克，菠菜100克，木耳50克，葱、姜各8克

调料： 盐适量，花生油30毫升，味精3克

做法

① 猪肝洗净，切片余水；菠菜洗净，切段；木耳洗净备用。② 锅上火倒入花生油，葱、姜煸香，倒入水，下入猪肝、菠菜、木耳，调入盐、味精煲至熟即可。

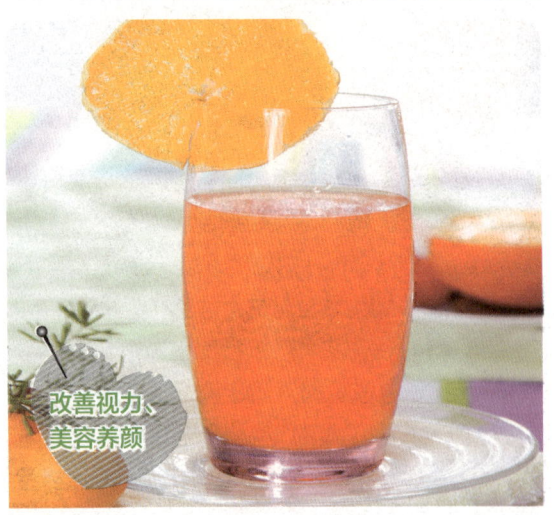

改善视力、美容养颜

胡萝卜柑橘汁

材料： 胡萝卜200克，柑橘6个

调料： 冰块适量

做法

① 胡萝卜洗净，切成大块；柑橘洗净，切块，去皮、核。② 柑橘块放入榨汁机中榨汁，再放入胡萝卜块榨汁。③ 将果汁倒入放着冰块的杯中即可。

牛蒡红薯面

材料： 红薯面90克，黑木耳、牛蒡各30克，小白菜60克，素高汤800毫升，藿香8克，白术、辛夷、麦冬各10克

做法

① 将各药材和素高汤置入锅中煮沸约5分钟后，滤取药膳汤；黑木耳、小白菜洗净，切块烫熟；牛蒡去皮切丝，烫熟。
② 红薯面入滚水煮熟后捞起，与蔬菜同入面碗，倒入药膳汤即可食用。

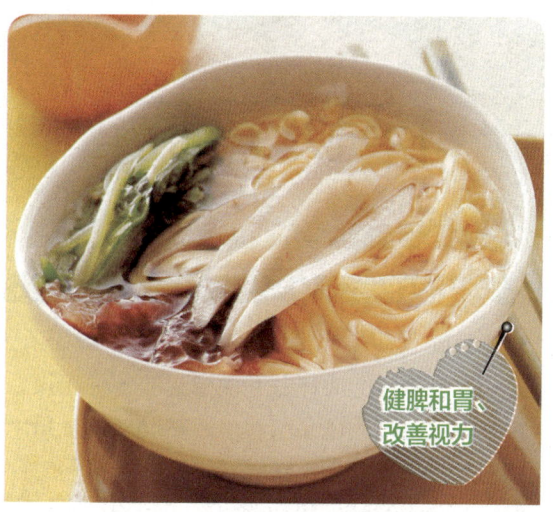

健脾和胃、改善视力

苦瓜菠萝汤

材料： 苦瓜35克，新鲜菠萝25克，胡萝卜5克

调料： 盐适量

做法

① 所有材料洗净，菠萝去皮，切薄片；苦瓜去核，切片；胡萝卜去皮，切片备用。
② 将适量清水放入锅中，开中火，将苦瓜、胡萝卜、菠萝煮熟，加入少许盐调味即可。

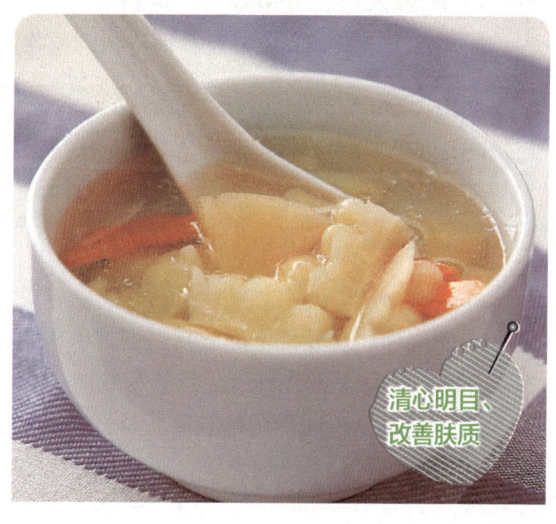

清心明目、改善肤质

锌缺乏症

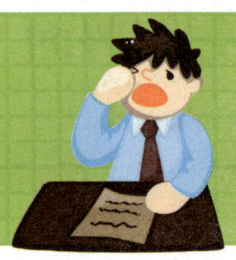

病症简介

锌缺乏症是锌摄入、代谢或排泄障碍所致的体内锌含量过低,由于身体无法提供充足的锌元素,造成锌缺乏而引起的各种症状。儿童缺锌的早期典型表现是生长速度极其缓慢,而且缺锌后还会引起口腔黏膜增生及角化不全,使食物难以接触味蕾,不易引起味觉和引起食欲。此外,缺锌对蛋白质、核酸的合成,酶的代谢均有影响,使含锌酶的活性降低,对味蕾的结构和功能也有一定的影响,进一步减退食欲。缺锌还会导致孩子出现异食癖,出现食土、纸张、墙皮及其他异物的现象。

饮食建议

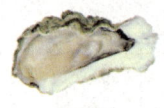

✓ 牡蛎　　✓ 鱿鱼　　✓ 猪肝　　✗ 咸鸭蛋　　✗ 方便面　　✗ 油条

①宜食海产、肉类、动物肝脏等富含锌的食物,如瘦肉、猪肝、带鱼、黄鱼、牡蛎、鱿鱼、牛肉等。养成良好的饮食习惯,不偏食和不挑食。肉类不仅富含锌,其蛋白质在分解后所产生的氨基酸还能促进锌的吸收。

③尽量避免长期食用精制食品及过咸的食物,如精制米面、咸鸭蛋、腊肠、方便面、油条等,因为它们不仅缺乏锌,还会影响锌的吸收。

猪肝肉饼

材料： 猪肝50克，猪肉50克，豆腐100克，葱花适量

调料： 酱油、盐、糖、生粉、花生油各少许

做法

① 豆腐放入沸水中煮片刻，除去硬皮后搓成蓉状。② 猪肝去筋膜后剁细，猪肉洗净后剁碎。③ 将所有原料与调味料混匀做成饼状，上蒸锅蒸熟，撒上葱花即可食用。

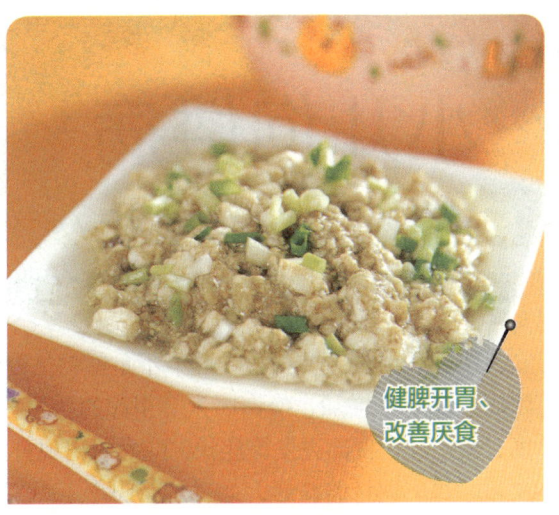

健脾开胃、改善厌食

牡蛎汤

材料： 牡蛎100克，紫菜、葱、姜各适量

调料： 盐、鸡精各3克，胡椒粉、绍酒、清汤各适量

做法

① 牡蛎取肉洗净，切片；紫菜洗净；葱、姜洗净切丝。② 将清汤、牡蛎肉、紫菜、葱丝、姜丝一起装入大碗中，放入蒸锅蒸30分钟取出，加入盐、鸡精、胡椒粉、绍酒调匀。③ 关火，将碗端出即可。

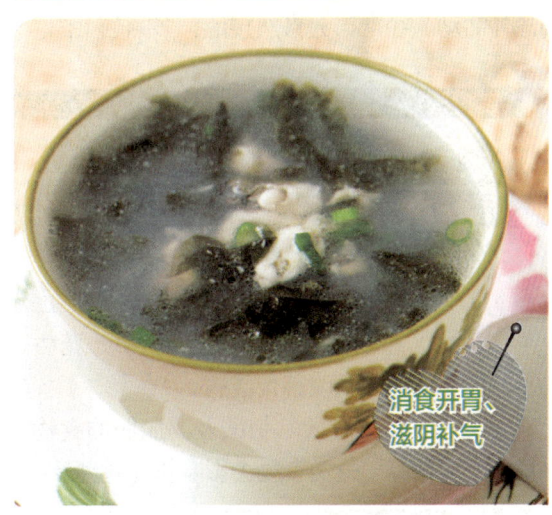

消食开胃、滋阴补气

小儿佝偻病

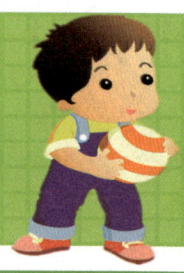

病症简介

小儿佝偻病主要由日光照射不足影响体内维生素D的合成、维生素D摄入不足、吸收障碍、需求量增加、疾病因素等引起的。早期以精神症状为主,可出现睡眠不安、腿抽筋、易出汗、枕部秃发等症状,随后可出现骨骼改变,如方颅、囟门关闭迟缓、出牙迟,严重时可出现骨骼畸形,如"X"形腿、"O"形腿、鸡胸等。家长应该鼓励孩子多参加户外活动,经常与大自然接触,多晒晒太阳。如果是由疾病引起,要积极治疗原发病。

饮食建议

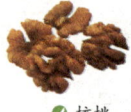 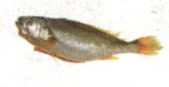 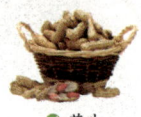 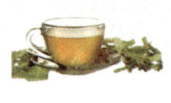 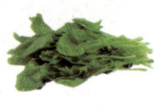 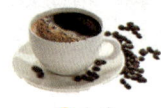

✓ 核桃　　✓ 黄鱼　　✓ 花生　　✗ 茶　　✗ 菠菜　　✗ 咖啡

①宜食高钙、高磷、高蛋白质、高维生素D的食物,如黄鱼、带鱼、虾皮、海带、发菜、黄豆、黑豆、芝麻、牛奶、核桃、花生、蛋黄、猪肝等。这类食物可满足机体的需求,能有效预防及改善佝偻病。

②忌食富含鞣酸、植酸及高脂肪的食物,如茶、咖啡、菠菜、肥肉、油炸鸡腿、薯片、方便面等。这类食物会影响机体对钙及维生素D的吸收。

猪肝熘丝瓜 调理食谱

材料： 丝瓜、猪肝各150克，红椒25克，姜片、蒜末、葱段各少许

调料： 盐、生抽、料酒、水淀粉、食用油各适量

做法

① 丝瓜洗净去皮，切块；猪肝洗净，切片，加盐、料酒、水淀粉腌渍，汆水备用。② 油锅入姜片、蒜末爆香，加猪肝、丝瓜、红椒炒匀，淋料酒、生抽、盐，加水略煮，加水淀粉、葱段炒匀即成。

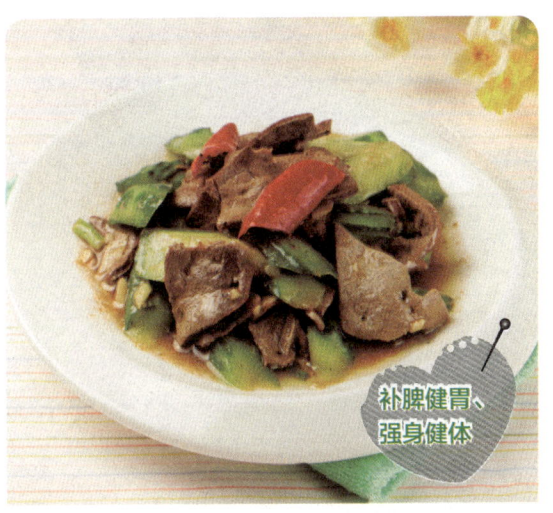

补脾健胃、强身健体

豆腐紫菜鲫鱼汤 调理食谱

材料： 鲫鱼300克，豆腐90克，水发紫菜70克，姜片、葱花各少许

调料： 盐3克，鸡粉2克，食用油、料酒各适量

做法

① 豆腐洗净，切块；鲫鱼处理干净。② 用油起锅，入姜片爆香，放鲫鱼煎至两面焦黄，淋料酒、清水，加盐、鸡粉拌匀，用大火烧开，再煮3分钟至熟，倒入豆腐、紫菜，煮2分钟后盛碗，撒葱花即可。

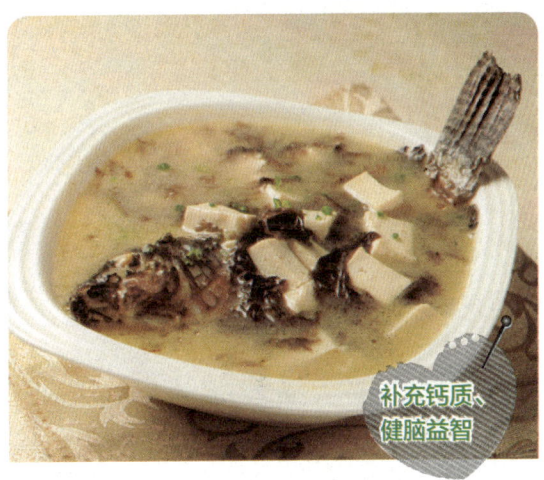

补充钙质、健脑益智

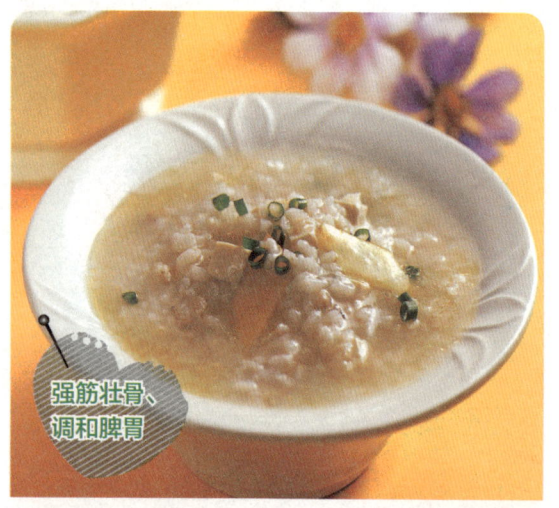

强筋壮骨、调和脾胃

鱼末豆腐粥

材料： 鲳鱼肉、大米各50克，豆腐200克，葱花10克，姜片8克，蒜5克，高汤适量

调料： 盐3克

做法

①豆腐焯水，取出剁泥；鲳鱼肉洗净，剁泥；蒜去皮，切粒。②大米洗净，加入高汤、姜、蒜煮开，小火煮至米粥呈黏稠状，加入豆腐、鲳鱼肉煮熟，放入盐调味。③将食材盛出，撒入葱花即可食用。

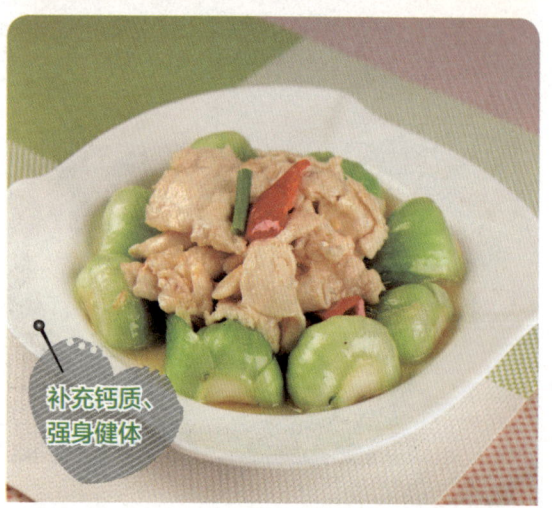

补充钙质、强身健体

油菜炒鸡片

材料： 鸡脯肉50克，油菜200克，红椒少许

调料： 盐3克，鸡精2克，食用油、水淀粉、料酒各少许

做法

①鸡脯肉洗净切片，加盐、鸡精、料酒、水淀粉拌匀，腌渍10分钟入味；油菜、红椒洗净切成段。②用油起锅，放鸡片快炒取出。③锅中入油菜、红椒煸炒，加鸡片、盐、鸡精炒匀，勾芡，装入盘内即可。

part 3 调理常见病，喝对花草茶

喝茶是中国的一个传统文化，选择合适的花草茶，可以起到防病治病的养生功效。对于患病儿童来说，适当饮用对症的茶饮，不仅可以养生保健，还能有效缓解病症，促进病情的康复。

本章主要从药用功效出发，详细介绍一些有助于儿童健康的茶饮。茶饮的搭配讲究一定的原则，这些茶饮都是在中医基本理论的基础上，结合君、臣、佐、使的配伍方法搭配而成，父母可以根据孩子的病情合理选择。

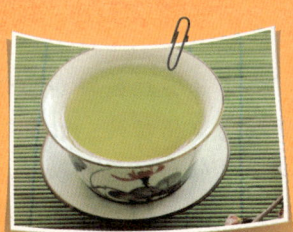
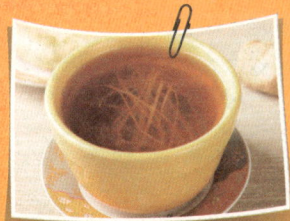
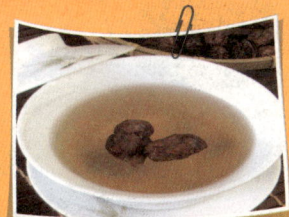

梅干红茶

材料 乌梅2粒　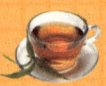 红茶适量

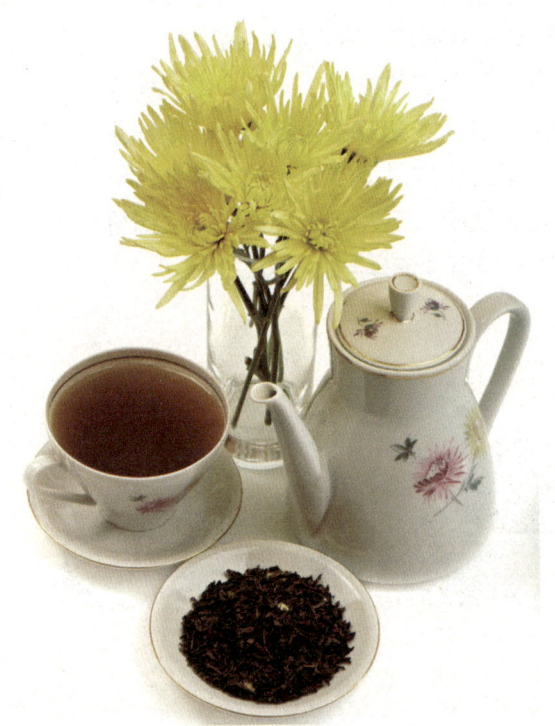

做法

① 将准备好的梅干用清水洗净，先对半切开，去核，再切成细丝。
② 锅中注入适量清水，放入梅干丝和红茶，大火烧开。
③ 转中小火继续煎煮5分钟后即可关火，待温即可饮用。

功效

梅干具有抗菌解毒、调节胃肠功能的功效；红茶有提神醒脑的功效，可以让人思维活跃、灵感无限。此款茶饮具有消食健胃的功效。

乌梅太子参茶

材料
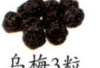 乌梅3粒
 太子参5克
 甘草3克
 冰糖适量

做法
① 将所有材料同置于保温杯中。
② 加入适量开水冲泡,加盖静置7分钟后,即可饮用。

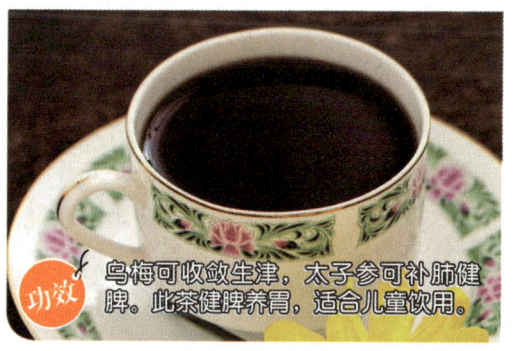

功效 乌梅可收敛生津,太子参可补肺健脾。此茶健脾养胃,适合儿童饮用。

白梨绿茶

材料
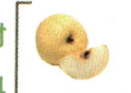 白梨250克
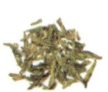 绿茶2克

做法
① 将白梨洗净,切片入锅。
② 加水1200毫升,大火煮沸后,改用小火煮5分钟。
③ 再放入绿茶,续煮片刻即可。

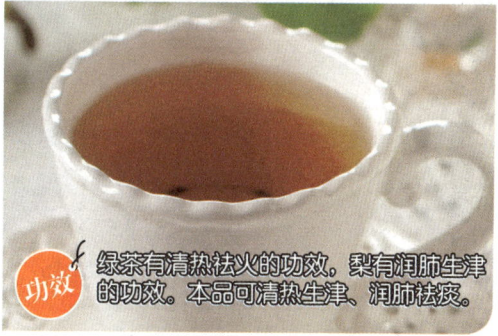

功效 绿茶有清热祛火的功效,梨有润肺生津的功效。本品可清热生津、润肺祛痰。

食醋绿茶

材料

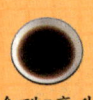 食醋5毫升　 绿茶3克

做法

① 将绿茶用清水洗净。

② 准备一个干净的茶壶，放入绿茶，再往茶壶中倒入沸水。

③ 加盖浸泡，静置5分钟，再加入食醋调匀即可。

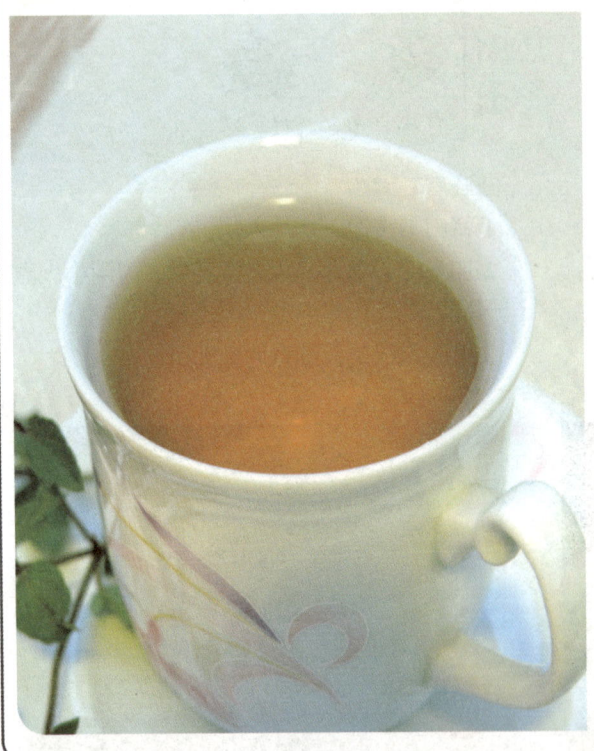

功效

食醋具有一定的杀菌抑菌作用，可以防治腹泻、下痢；茶叶具有收敛固涩的作用，对细菌性腹泻具有抗菌止泻作用。两者为茶，可涩肠止泻、温中消食、清热解毒。

浮小麦饮

材料 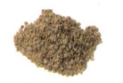 浮小麦15克　 红糖适量

做法
① 锅内加水200毫升，放入洗净的浮小麦，大火烧开后以小火煎煮。
② 10分钟后，滤取浮小麦汁100毫升，加少量红糖调味即可。

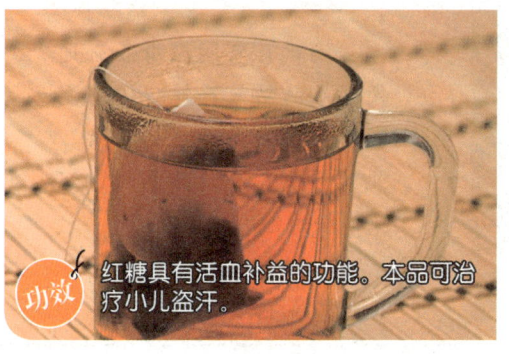

功效 红糖具有活血补益的功能。本品可治疗小儿盗汗。

李子茶

材料 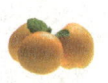 鲜李子150克　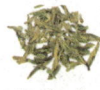 绿茶2克　 蜂蜜25克

做法
① 将鲜李子洗净，剖开后再放入砂锅中。
② 往砂锅中加入适量清水，煮沸5分钟，再加入绿茶与蜂蜜，待沸后，起锅取汁即可饮用。

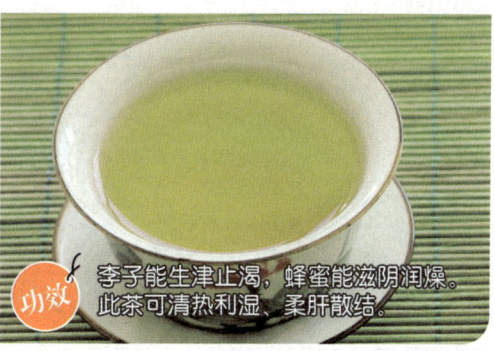

功效 李子能生津止渴，蜂蜜能滋阴润燥。此茶可清热利湿、柔肝散结。

桃花蜜茶

材料

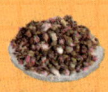 桃花5克　 蜂蜜适量

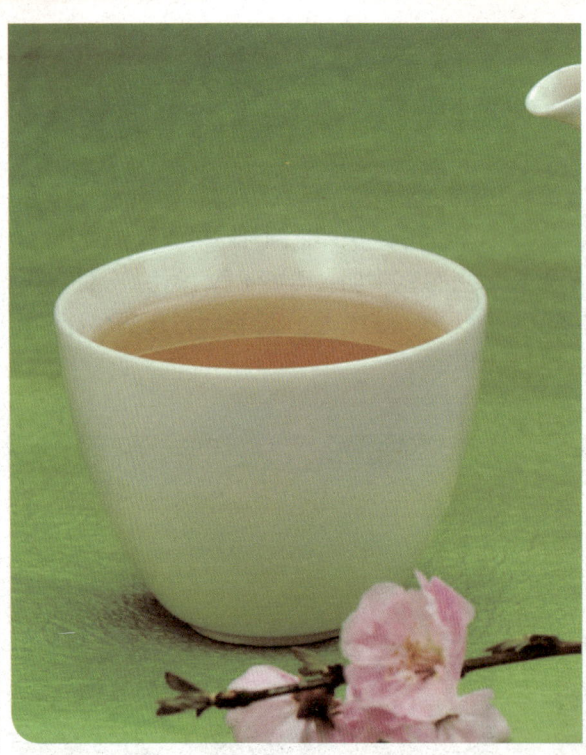

做法

① 将洗净的桃花放入茶杯中。
② 倒入沸水，加盖浸泡5分钟，过滤取茶水。
③ 待茶温热，加入适量蜂蜜调匀即可饮用。

功效

桃花具有润燥滑肠、通便利水的功效；蜂蜜具有润肠通便、滋补养生的功效。此款茶饮具有清热润燥、泻下通畅的作用。

西洋参黑糖茶

材料
 西洋参5克
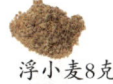 浮小麦8克
 红枣12粒
黑糖适量

做法
① 将西洋参、浮小麦、红枣洗净入锅。
② 加600毫升水，大火煮沸后改用中小火煮12分钟。
③ 加入黑糖调味，续煮3分钟让黑糖充分溶解即可。

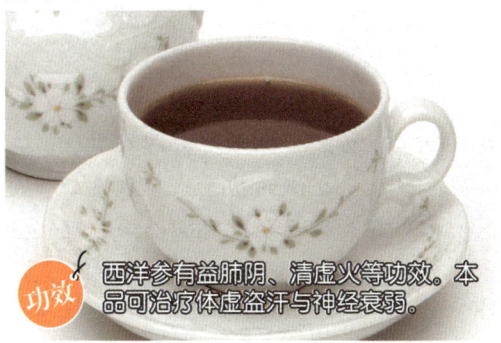

功效 西洋参有益肺阴、清虚火等功效。本品可治疗体虚盗汗与神经衰弱。

乌龙绿豆冰糖茶

材料
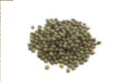 生绿豆50粒
 乌龙茶3克
 冰糖12克

做法
① 将绿豆洗净捣碎，与乌龙茶、冰糖同放入茶杯。
② 倒入沸水，加盖闷20分钟左右即可饮服。

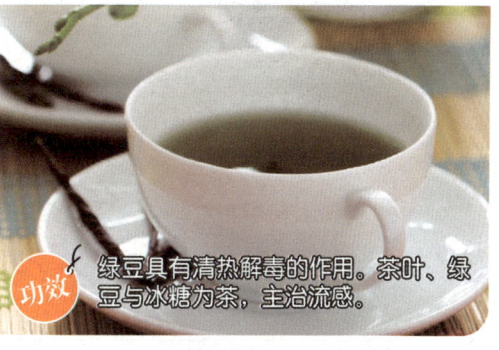

功效 绿豆具有清热解毒的作用。茶叶、绿豆与冰糖为茶，主治流感。

黄豆红枣茶

材料
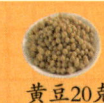 黄豆20克
 红枣20克
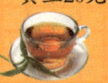 红茶2克
 盐适量

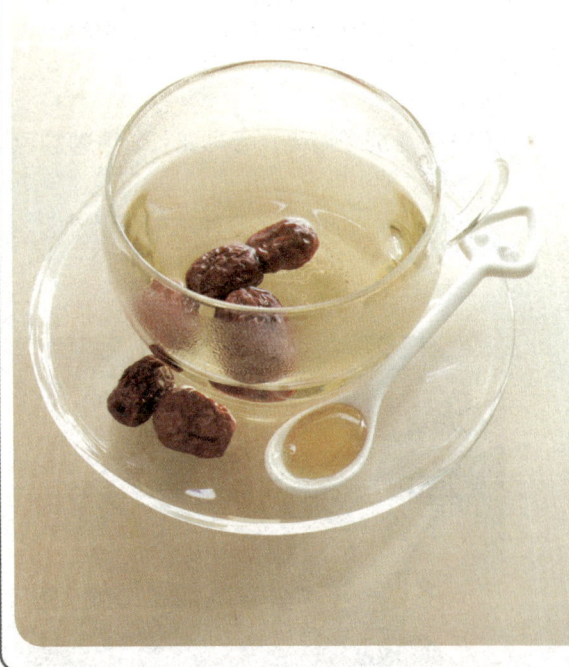

做法

① 将红茶置入茶杯中，倒入热水冲泡出茶水，取茶汤备用。
② 砂锅中注入适量清水，放入洗净的黄豆、红枣，煮至熟。
③ 将红茶茶汤倒入砂锅中，加入适量盐调味，装入茶杯中即可饮用。

功效

黄豆具有健脾理气、润燥补血、降低胆固醇、抗癌的功效，红枣有补脾和胃、益气生津的功效。此款茶饮有开胃消食、补血养血、增强免疫力的作用。

干姜红枣茶

材料: 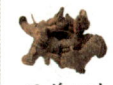 干姜15克　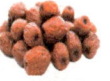 红枣10颗　 红糖适量

做法

① 将洗净的干姜捣碎,洗净的红枣去核,一同放入砂锅中。

② 加水煎煮30分钟,调入适量红糖,即可饮用。

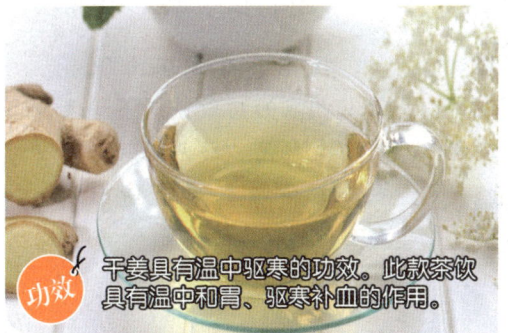

功效 干姜具有温中驱寒的功效。此款茶饮具有温中和胃、驱寒补血的作用。

枣花蜜绿茶

材料: 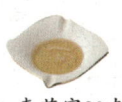 枣花蜜20克　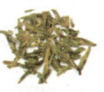 绿茶2克

做法

① 将绿茶放入茶壶中。

② 往茶壶中倒入沸水,加盖冲泡几分钟后倒入杯中,加入枣花蜜混匀饮用。

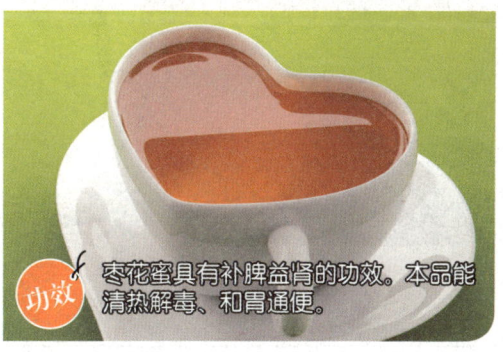

功效 枣花蜜具有补脾益肾的功效。本品能清热解毒、和胃通便。

桂花绿茶

材料
 桂花3克
 绿茶2克

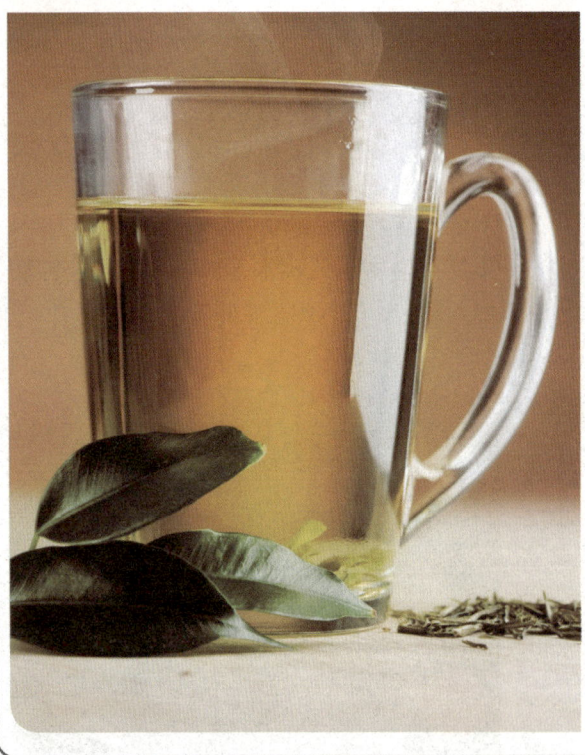

做法

① 将桂花及绿茶用清水洗净。
② 准备一个干净的茶杯,放入已经洗净的桂花和绿茶。
③ 倒入沸水,加盖闷泡10分钟后待温即可饮用。

功效

桂花具有强肌滋肤、活血润喉的功效,绿茶粉具有消炎抗菌、防癌抗癌的功效。此款茶饮具有活血润肤、健胃化痰的作用。

三鲜茶

材料 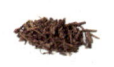 鲜藿香30克　 鲜荷叶50克　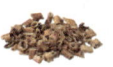 鲜芦根80克

做法

① 将上述材料洗净，再一起切碎。
② 所有材料入锅煎水，滤汁后入杯，代茶频饮。

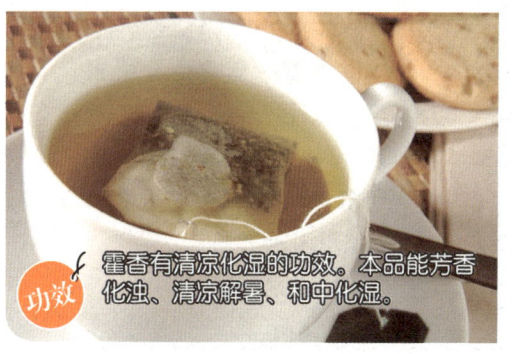

功效 藿香有清凉化湿的功效。本品能芳香化浊、清凉解暑、和中化湿。

花生冰糖茶

材料 花生5克　 西瓜子5克　 红花2克　 绿茶30克　冰糖适量

做法

① 将西瓜子捣碎，与洗净的花生、红花、绿茶同入锅。
② 加适量清水煮30分钟，入冰糖稍煮后入杯，花生米可一并食之。

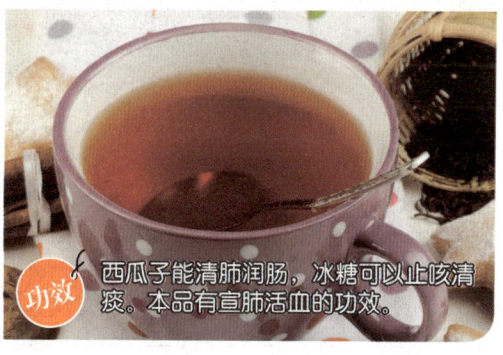

功效 西瓜子能清肺润肠，冰糖可以止咳清痰。本品有宣肺活血的功效。

莱菔子绿茶

材料

 莱菔子15克　 绿茶2克　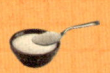 白糖适量

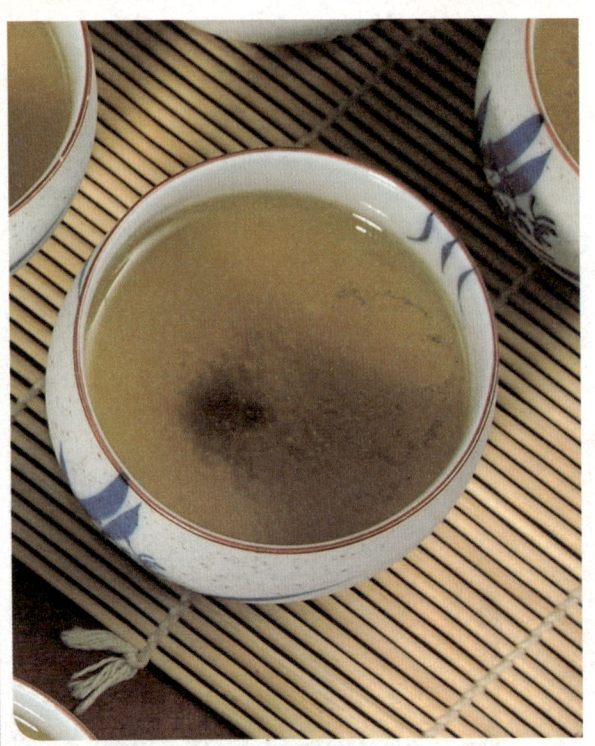

做法

① 莱菔子用清水洗净，焙干后研磨成粉末。

② 准备一个干净的茶杯，倒入莱菔子粉和茶叶，加入适量开水冲泡，最后调入白糖，待温后即可饮用。

功效

莱菔子具有消食除胀、降气化痰、镇咳平喘的功效，与消食化滞、清热下火的绿茶为茶，有下气定喘、消食化痰的作用。

透疹甘胡茶

材料

甘蔗100克　马蹄100克　胡萝卜100克
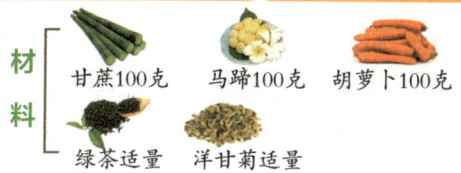
绿茶适量　洋甘菊适量

做法
① 将甘蔗、马蹄、胡萝卜均洗净切成块。
② 锅内放甘蔗、马蹄、胡萝卜、洋甘菊，加水煎煮。
③ 小火煮15分钟，入绿茶稍煮即可。

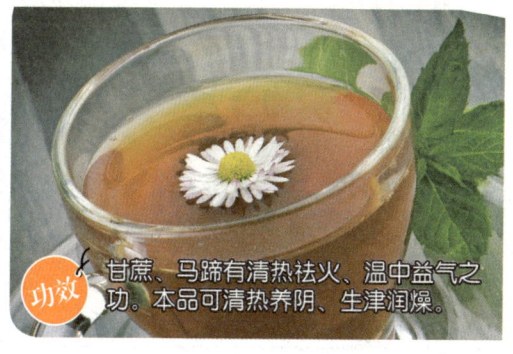

功效 甘蔗、马蹄有清热祛火、温中益气之功。本品可清热养阴、生津润燥。

二胡茶

材料
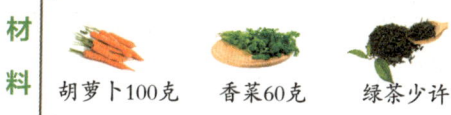
胡萝卜100克　香菜60克　绿茶少许

做法
① 将胡萝卜、香菜（又称胡芫荽）洗净切碎后倒入锅中。
② 加适量清水煎汁，加绿茶续煮3分钟，滤汁饮用。

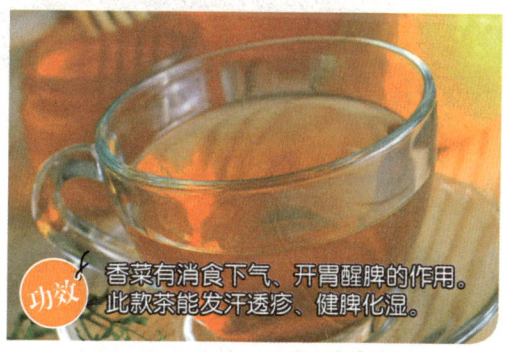

功效 香菜有消食下气、开胃醒脾的作用。此款茶能发汗透疹、健脾化湿。

车前子红茶

材料
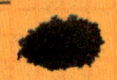 车前子10克
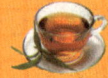 红茶1克
 大米9克

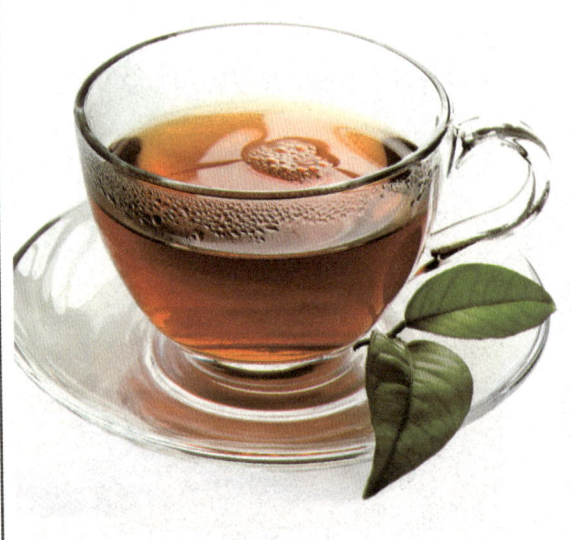

做法

① 将上述材料放入研钵之中,一起研为粉末,搅拌均匀,备用。

② 每日取3克左右放入茶杯中,以沸水冲泡,待温后滤取茶汤,即可服用,每日2~3次为宜。

功效

车前子能利水清热、明目祛痰,可治小便不利、暑湿泻痢、目赤障翳、痰热咳嗽等;红茶能够暖胃,还能消炎、保护胃黏膜。此茶能健脾利湿、清解解毒。

茯苓清菊消肿茶

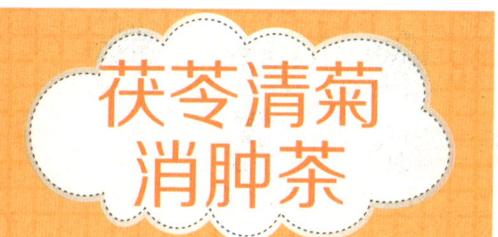

材料

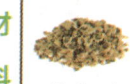 菊花5克　 茯苓7克　 绿茶2克

做法

① 将菊花、茯苓、绿茶分别清洗干净。
② 将茯苓磨成粉末后，混合菊花、绿茶，用300毫升左右的开水冲泡，滤取茶汤，即可饮用。

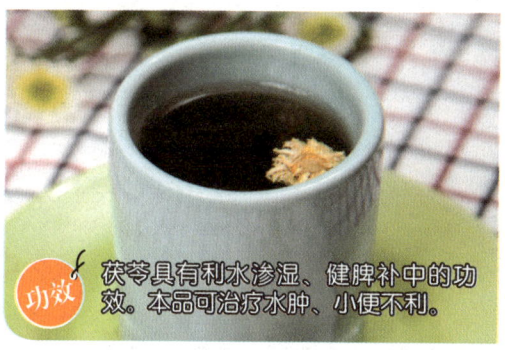

功效 茯苓具有利水渗湿、健脾补中的功效。本品可治疗水肿、小便不利。

姜糖茶

材料

 生姜10克　 红糖15克

做法

① 将生姜洗净，切成细丝备用。
② 将生姜放入锅内，加红糖15克，再加水150毫升煮沸。
③ 关火，将汤倒入杯中即可。

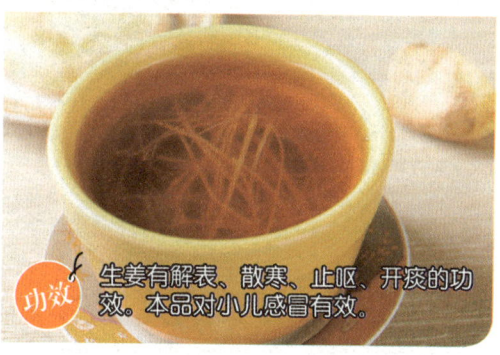

功效 生姜有解表、散寒、止呕、开痰的功效。本品对小儿感冒有效。

薄荷甘草茶

材料: 薄荷叶10片 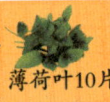 甘草5克 绿茶5克 太子参10克 白糖适量

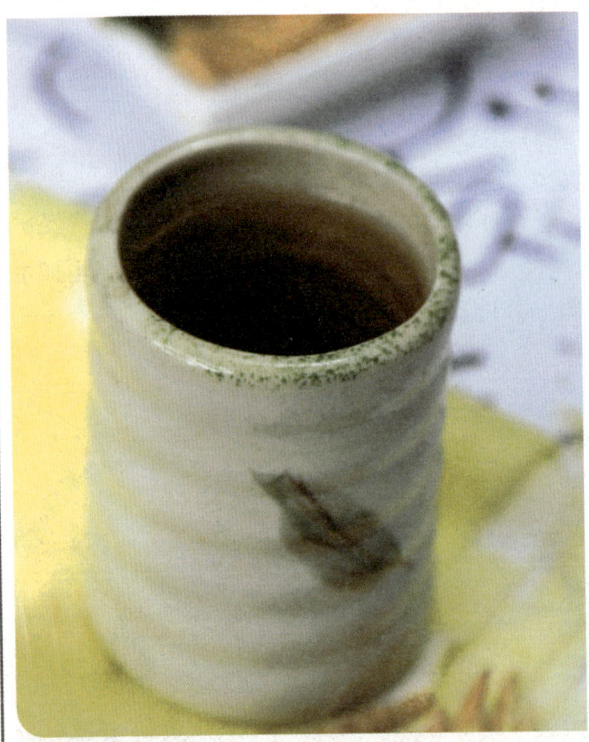

做法

① 将薄荷叶、甘草、绿茶、太子参放入保温杯中。

② 加入开水500毫升左右,冲泡10余分钟后,滤去渣滓,加白糖适量,调匀饮用。

功效

太子参具有补肺、健脾的功效;薄荷叶、甘草、绿茶都能起到清热的作用。此款茶饮具有散风清热、清肝明目、解毒消炎的功效。

清心明目茶

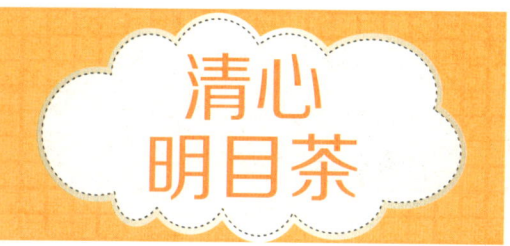

材料

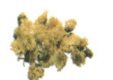 菊花2克　　 枸杞3克

做法

① 先用热水温烫茶杯后，放入洗净的菊花与枸杞。
② 杯中倒入适量开水冲泡，1~2分钟后即可饮用。

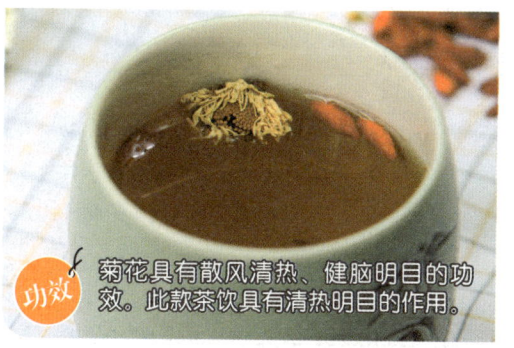

功效　菊花具有散风清热、健脑明目的功效。此款茶饮具有清热明目的作用。

生姜红枣茶

材料

 红枣8颗　 生姜10克　 蜂蜜适量　 红茶1克

做法

① 将红枣洗净去核；生姜切碎炒干，再加入蜂蜜炒至微黄。
② 将红枣、生姜和红茶用沸水冲泡5分钟后滤取茶汤，即可饮用，红枣可同食。

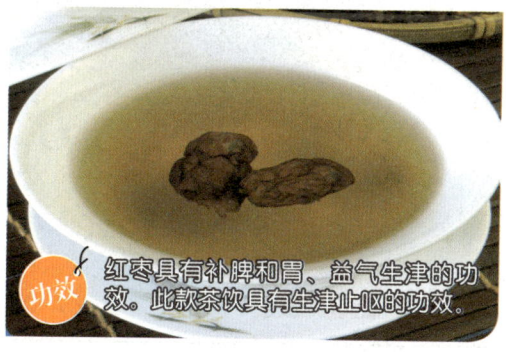

功效　红枣具有补脾和胃、益气生津的功效。此款茶饮具有生津止呕的功效。

金盏菊健胃茶

材料

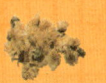

金盏菊80克

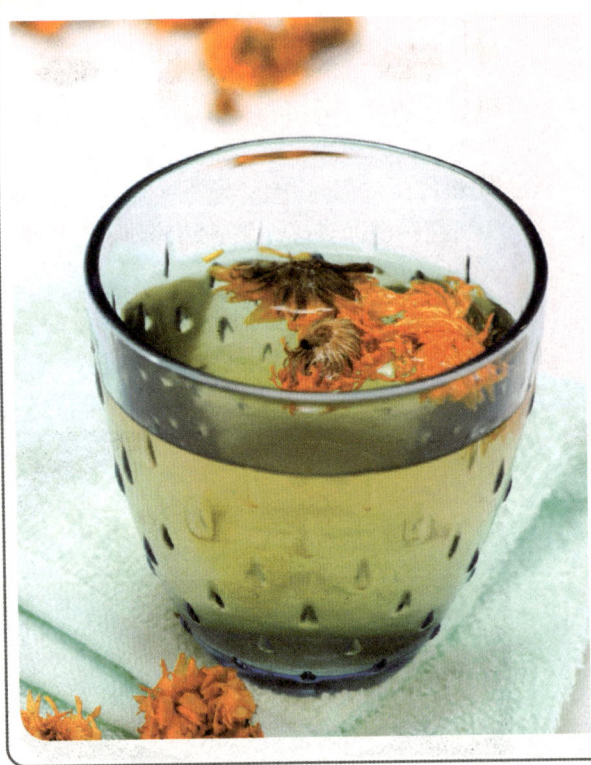

做法

① 将金盏菊洗净,备用。
② 砂锅中注入适量清水,放入洗净的金盏菊,大火烧开后小火煎煮。
③ 待煎煮至茶水将成,关火,盛入杯中,待温后即可服用。

功效

金盏菊有行气活血的功效,治胃寒痛、肠风便血。饮用此茶,可健胃养胃,有助于缓解疼痛。

金银花连翘茶

材料
 金银花2克 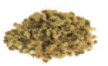 连翘1克

做法
① 将准备好的金银花、连翘洗净。
② 砂锅中注入适量清水,放入金银花、连翘,大约煮20分钟。
③ 将煮好的茶水滤入杯中即可。

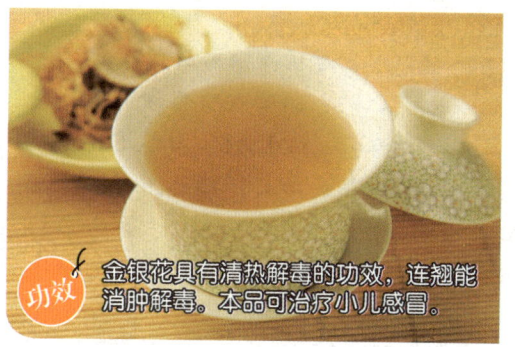

功效 金银花具有清热解毒的功效,连翘能消肿解毒。本品可治疗小儿感冒。

止咳糖水饮

材料
白梨半个 甘草1克 川贝母0.5克
山楂1克 枸杞0.5克 冰糖适量

做法
① 将川贝母碾碎;白梨去皮,切成小块,洗净。
② 将甘草、山楂、枸杞、冰糖、川贝母放入锅加水煮5分钟,加梨再煮3分钟即可。

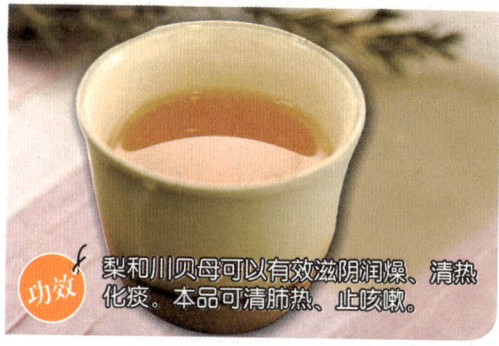

功效 梨和川贝母可以有效滋阴润燥、清热化痰。本品可清肺热、止咳嗽。

蜂蜜柠檬红茶

材料

 柠檬片少许　　 蜂蜜15毫升　　 红茶1包

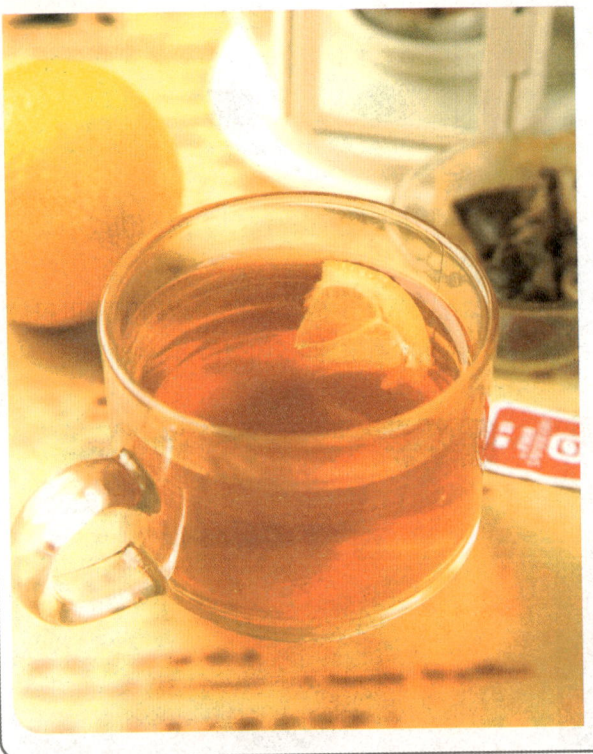

做法

① 取一个茶杯，放入红茶包。
② 注入适量开水，泡一会儿，至其散发清香味。
③ 放入备好的蜂蜜，搅拌均匀。
③ 撒上备好的柠檬片，泡出香味，趁热饮用即可。

功效

蜂蜜有调补脾胃、缓急止痛、润肺止咳的作用；柠檬补充维生素C，红茶有提神醒脑的功效，可以让人思维活跃，灵感无限。三者为茶可健脑益智、提神去乏。

part 4 儿童常见病特效穴位调理

中医穴位养生法是运用按摩、艾灸、拔罐等方法,刺激穴位,以激发精气,达到调和气血、通利经络、增进人体健康等多种目的的科学养生方法。

本章主要介绍一些与儿童保健关系密切的穴位,家人可通过按摩、艾灸或刮痧等操作方法刺激该穴位,达到缓解病痛、促进疾病康复的目的。日常保健中,联合刺激这些穴位还可达到更好的治疗效果。

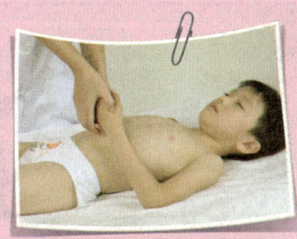
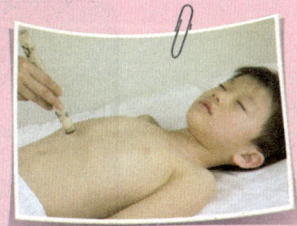
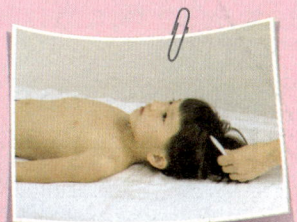

合谷穴按摩法

注解
合,会合;谷,山谷。该穴在拇指和食指的指尖相合时,在两指骨间有一处低陷如山谷的部位,所以名"合谷"。

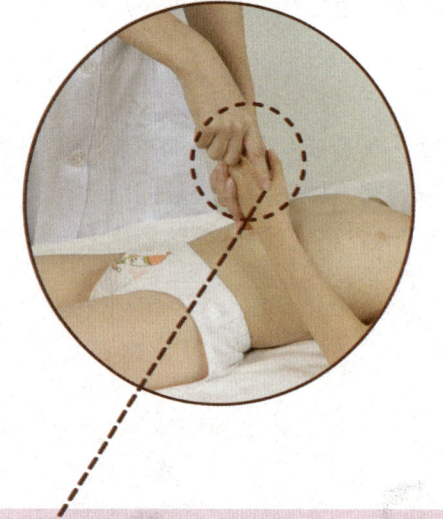

操作
先用酒精棉球将施术部位消毒,然后涂上凡士林等润滑剂,手掌轻握拳,以大拇指指腹垂直按压穴位,有酸胀痛感,左右各按压1~3分钟。每日按摩1次。

功效
具有清热解表、镇静止痛之效,可治疗头晕、咽肿失喑和小儿咳嗽等。

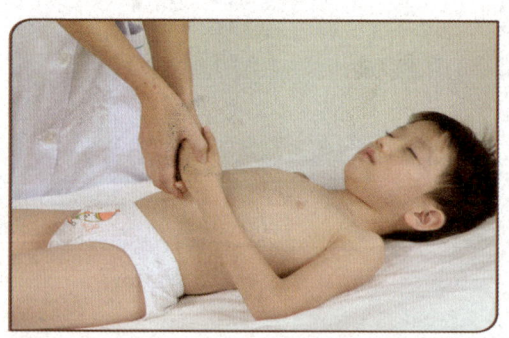

取穴
位于手背第一、二掌骨间,当第二掌骨桡侧的中点处。

太阳穴按摩法

注解
太，指高或极；阳，指阴阳。此穴在头颞部微微凹处，俗称太阳穴。太阳穴在中医经络学上被称为"经外奇穴"。

操作
取俯卧位，用酒精棉球将施术部位消毒，涂上凡士林等润滑剂，将两手拇指指尖分别放于两侧太阳穴上，顺时针或逆时针按揉太阳穴30次。隔天按摩1次。

功效
有清肝明目、通络止痛的作用，可治疗小儿感冒、头痛、牙痛、口眼歪斜等。

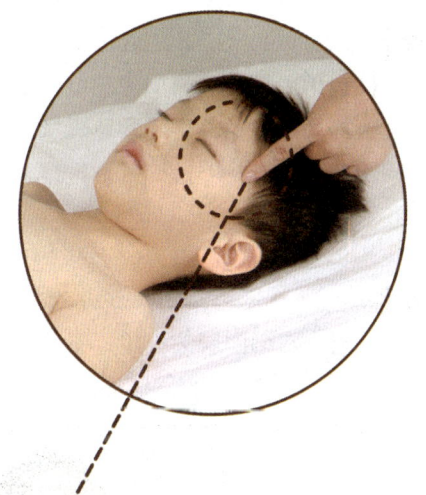

取穴
位于头部，耳郭前面，眉梢与目外眦之间，向后约一横指的凹陷处。

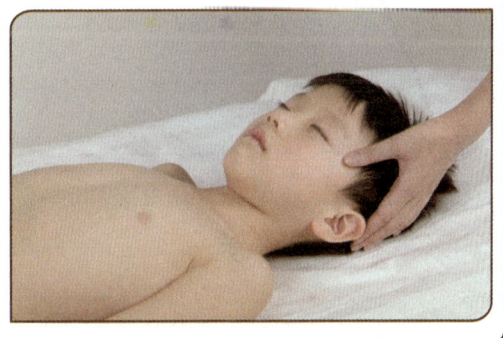

神阙穴按摩法

注解
神,指神行、神气;阙,指门楼、牌坊。神阙穴指的是神气运行的门户,故名为"神阙"。

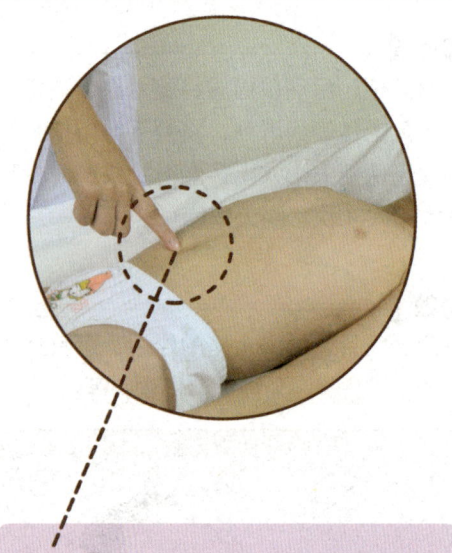

操作
取俯卧位,用酒精棉球将施术部位消毒,涂上凡士林等润滑剂,用手掌鱼际揉按或点按神阙穴,每次2~3分钟。每日按摩1次即可。

功效
有健运脾胃、温阳固脱的作用,主治小儿哮喘、腹痛、脱肛、便秘等病症。

取穴
位于腹中部,脐中央。儿童取仰卧位,定点于肚脐眼中央处。

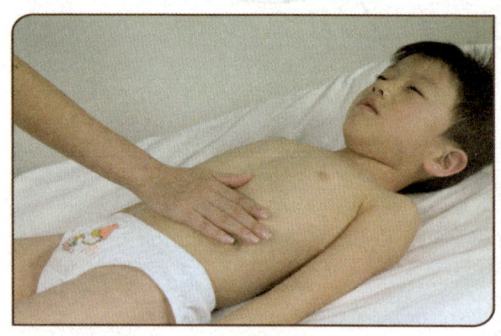

天枢穴按摩法

注解
天星名,即天枢星,为北斗星的北斗一。"天枢"意指本穴气血的运行有二条路径。

操作
取俯卧位,用酒精棉球将施术部位消毒,涂上凡士林等润滑剂,双手同时放在腹部上,用拇指指腹揉按此穴1~3分钟。每日按摩1次。

功效
有调理胃肠、消炎止泻、通利大便的作用,可治疗小儿便秘、小儿消化不良。

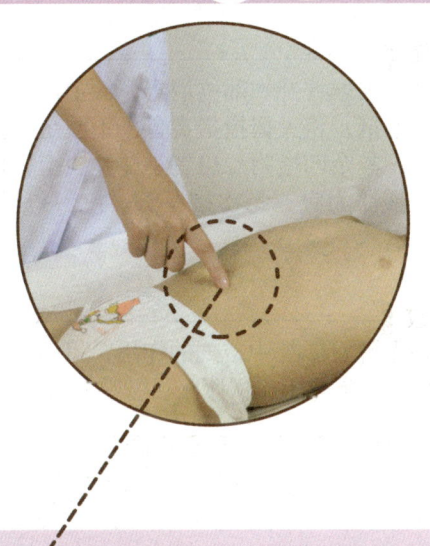

取穴
站立或仰卧,位于腹部,由脐中水平旁开两横指(中指、食指)即是本穴。

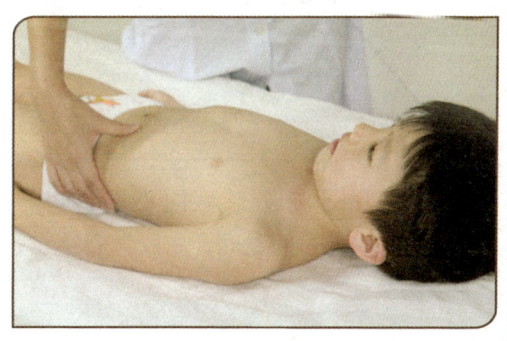

足三里穴按摩法

注解

足,足部;三里,指穴内物质作用的范围。胃经气血物质在此形成较大的范围,如三里方圆之地,故称"足三里"。

操作

用酒精棉球将施术部位消毒,涂上凡士林等润滑剂,将大拇指指尖置于下肢足三里穴上,其余四指附于患者小腿腿腹上,按压以酸胀为宜,每次按压3分钟。每日按摩1次。

功效

有调理脾胃、补中益气的作用,可治疗小儿口疮、消化不良、腹胀、肠鸣等症。

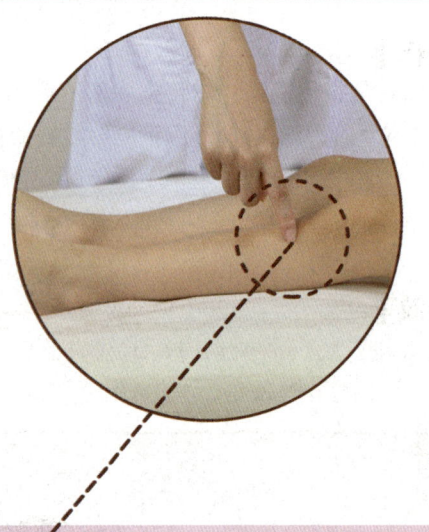

取穴

位于小腿外侧,外膝眼向下量4横指,在腓骨与胫骨之间,由胫骨旁量1横指。

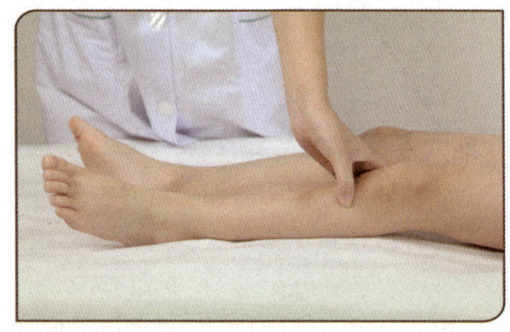

三阴交穴按摩法

注解
三阴,足三阴经;交,交会。此穴名意指足部的三条阴经中气血物质在本穴交会。

操作
取俯卧位,用酒精棉球将施术部位消毒,涂上凡士林等润滑剂,用拇指指腹推按三阴交穴,力度由轻到重,有酸胀感为佳,揉按1~3分钟。每日按摩1次。

功效
有健脾利湿、兼调肝肾的作用,可治疗小儿贫血、腹胀、腹泻、消化不良等。

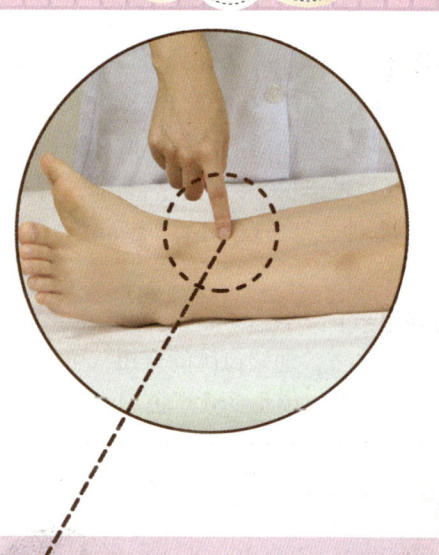

取穴
位于小腿内侧,内踝尖上3寸,定点于胫骨内侧面后缘。

太渊穴按摩法

注解
太,大并达到了极致;渊,深涧、深洞。此处穴位形态,就如同经水从山的顶峰流进地面深渊,所以名"太渊穴"。

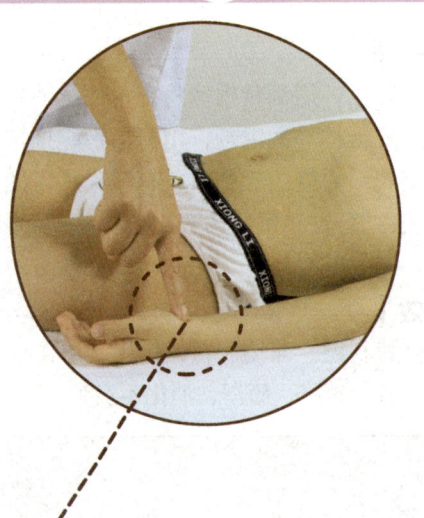

操作
用酒精棉球将施术部位消毒,涂上凡士林等润滑剂,弯曲拇指,用拇指指腹及指甲尖垂直轻轻掐按,会有按的感觉,左右穴各2~3分钟,每日按摩1次即可。

功效
有止咳化痰、通调血脉的作用,可用于治疗小儿哮喘、小儿咳嗽等症。

取穴
位于腕内侧,手掌心朝上,腕横纹的桡侧,大拇指立起时,有大筋竖起,筋内侧凹陷处就是该穴位。

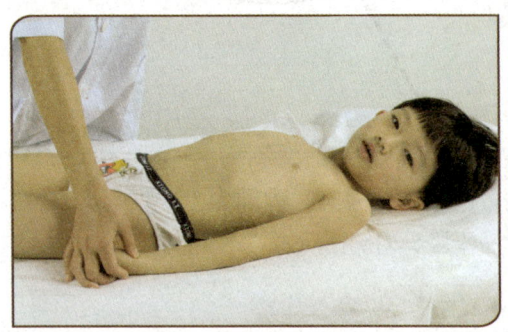

血海穴按摩法

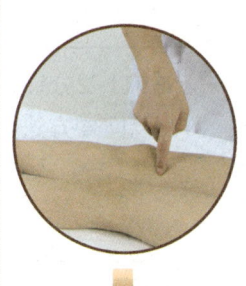

取穴： 屈膝，在髌骨内上缘上2寸，当股四头肌内侧头的隆起处。

功效： 有健脾化湿、调经统血的作用，可用于治疗小儿维生素A缺乏症。

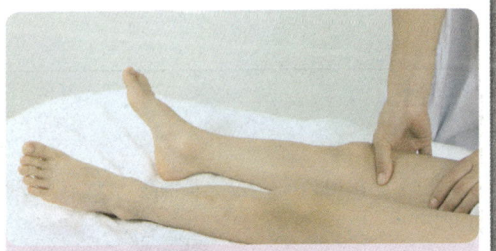

操作： 取仰卧位，用拇指指腹按压血海穴20~30次，能感到穴位处有酸胀感即可。对侧同样操作，每日1次即可。

四白穴按摩法

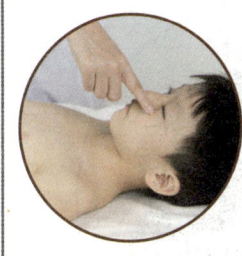

取穴： 位于面部，眼眶下缘正中直下一横指处。

功效： 有祛风明目、通经活络的作用，可用于治疗小儿角膜炎、近视、眩晕等症状。

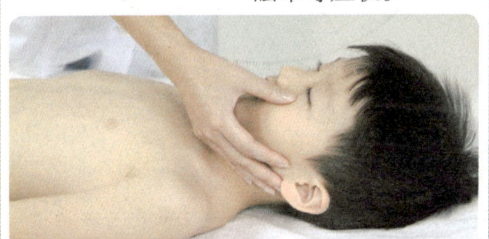

操作： 取仰卧位，闭眼，食指、中指、无名指在颧骨做支撑，用两手拇指指腹分别按揉两侧四白穴1~2分钟，每日1次。

天冲穴刮痧法

注解

天,指天部气血;冲,是指气血运行时呈冲射状。胆经气血吸热后胀散并冲射于胆经之外的天部,故名"天冲"。

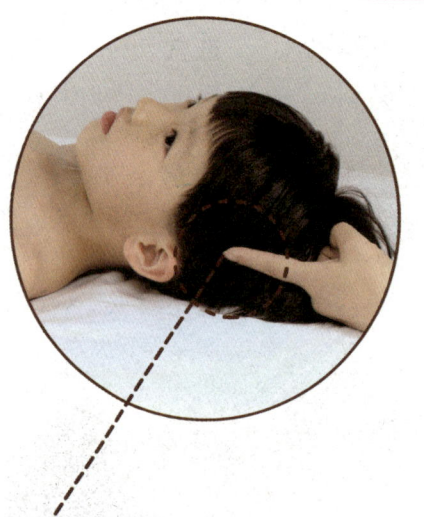

操作

用刮痧板角部轻轻刮拭天冲穴1~2分钟,速度适中,可不出痧。对侧以同样方法操作,一周两次即可。

功效

有清热散风、镇静止痛的作用,可用于治疗小儿手足口病。

取穴

位于头部,耳根后缘直上,入发际2寸,率谷穴后0.5寸。

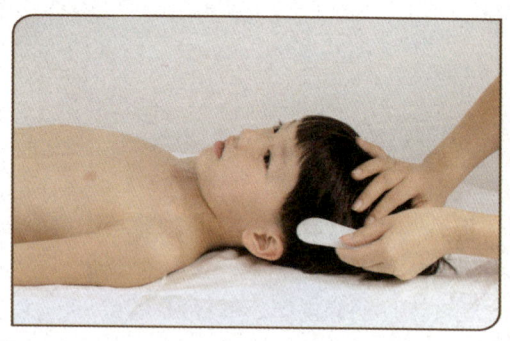

通天穴刮痧法

注解
通,指畅通;天,指天部也。经由本穴吸热后才上行至与头部阳气相同的天部层次,故名"通天"。

操作
用角刮法从上往下刮拭通天穴3~5分钟。对侧以同样的方法操作,每周刮痧两次即可。

功效
有清热祛湿、通窍止痛的作用,可用于治疗小儿湿疹、小儿鼻炎等。

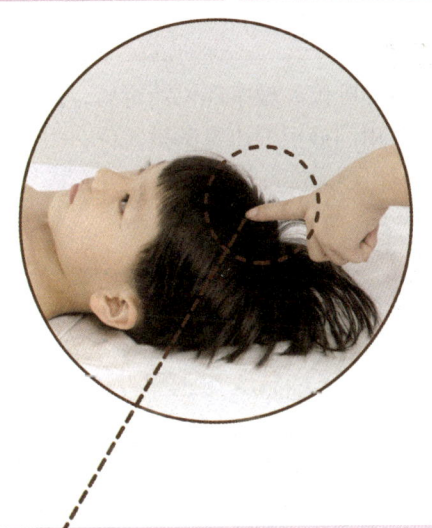

取穴
位于头部,当前发际正中线上4寸,左右旁开1.5寸。

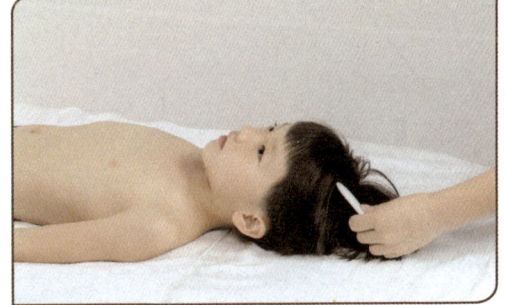

风市穴刮痧法

注解

风,指入侵人体的风邪;市,指汇聚。本穴可治疗各种因风邪所致的疾患,故名"风市"。

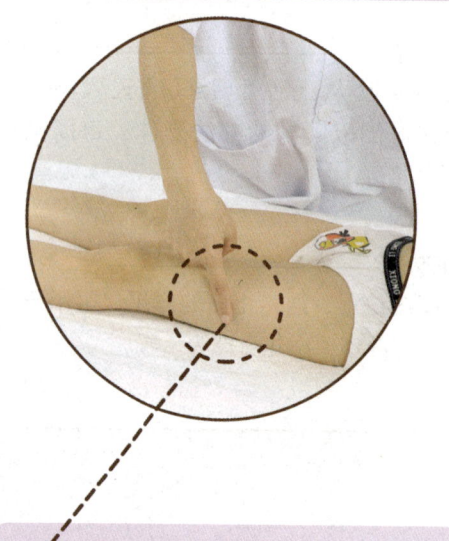

操作

患者取仰卧位,施术部位消毒后,涂上润滑剂,用刮痧板的边缘刮拭穴位,力度适中,以出痧为度,每周两次。

功效

有祛风化湿、通经活络的作用,可治疗小儿荨麻疹、半身不遂、下肢痿痹、腰腿疼痛、坐骨神经痛等症。

取穴

位于大腿外侧部的中线上,当腘横纹水平线上7寸。

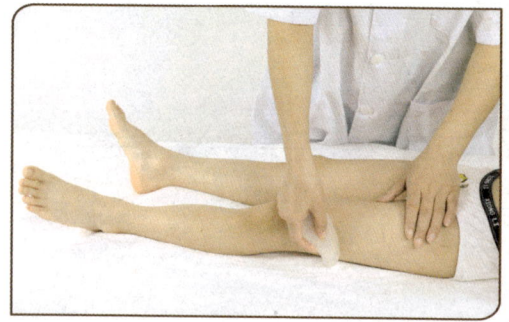

尺泽穴刮痧法

注解
尺,长度的单位;泽,指水之聚处。尺泽穴经气充盛,由此汇合于脏腑,恰似百川汇合入海,所以名"尺泽"。

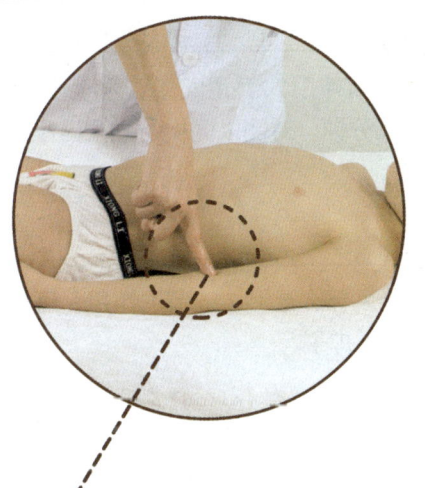

操作
取仰卧位,施术部位消毒后涂上润滑剂,取刮痧板以45°的倾斜角刮拭尺泽穴30次,先左后右,力度由轻到重,急性力度较重,慢性力度适中,均刮至皮肤出现痧痕为止,对侧以同样手法操作,每周两次即可。

功效
有清热和胃、通络止痛的作用,可治疗小儿百日咳。

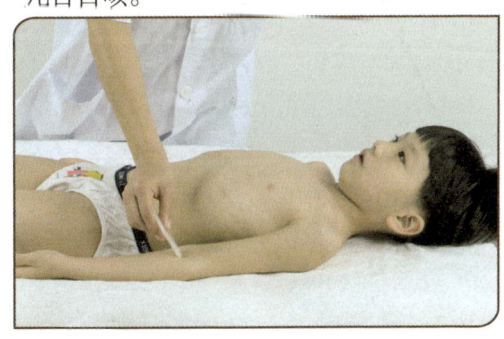

取穴
位于肘横纹中,肱二头肌腱桡侧凹陷处。

神门穴艾灸法

注解

神,神魂、魂魄、精神;门,指出入之处为门。治疗此处穴位,能够打开心气的郁结,所以名"神门穴"。

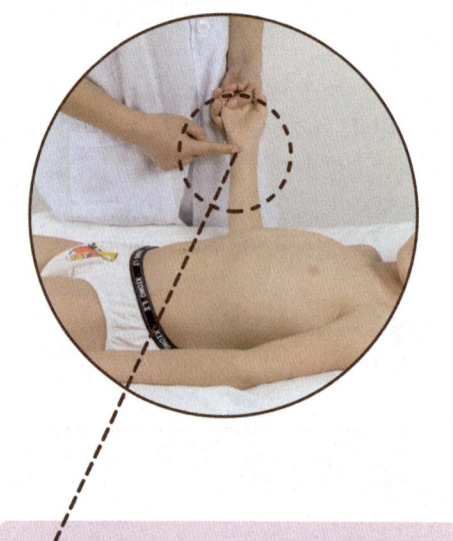

操作

找到一侧神门穴,用艾条温和灸法灸治10~15分钟。对侧以同样的方法操作,隔天1次。

功效

有祛除风邪、湿邪、热邪的作用,可用于治疗小儿痱子。

取穴

位于腕内侧,腕横纹尺侧端,尺侧腕屈肌腱的桡侧凹陷处。

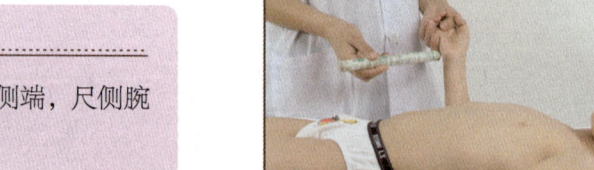

中脘穴艾灸法

注解
中,指中间、中部;脘,指胃部、胃脘。古人认为本穴位于胃部的中间,所以称为"中脘"。

操作
取仰卧位,医者找到中脘穴,将燃着的艾条放于此处穴位上灸治10~15分钟,以患儿感觉局部皮肤温热为度,隔天操作1次即可。

功效
有健脾化湿的作用,可用于治疗小儿腹胀、腹泻。

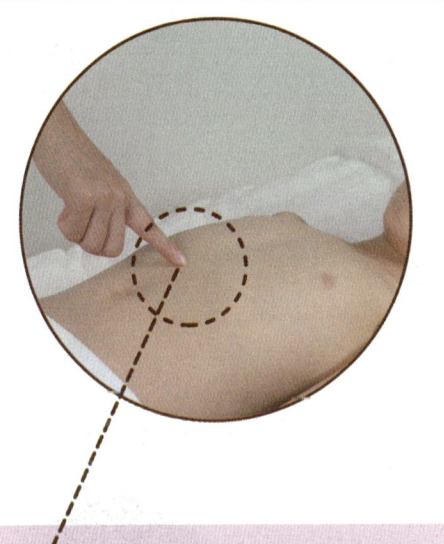

取穴
位于上腹部,前正中线上,当脐中上4寸。

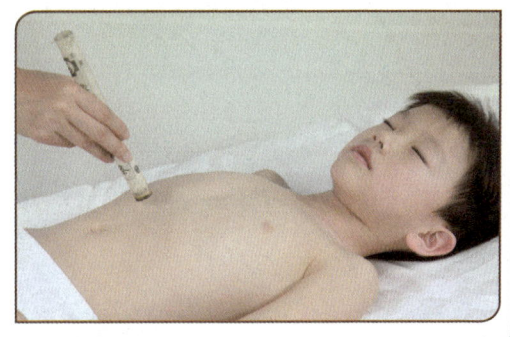

大椎穴艾灸法

注解

大,指形状大小;椎,指锥子,一种锤击的工具。本穴在第7颈椎骨棘突隆起最高处下方,故名"大椎"。

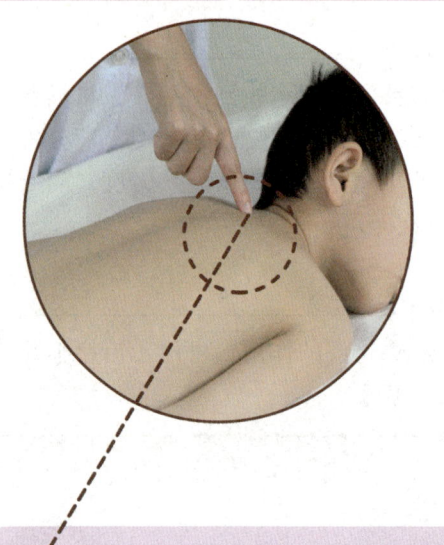

操作

医者取一段艾条点燃,找到大椎穴,将燃着的一个艾条放于穴位上灸治10~15分钟。以患儿感觉局部皮肤温热为度,隔天操作1次。

功效

有祛风散寒、清脑宁神的作用,可用于治疗头痛、感冒、荨麻疹、小儿麻痹后遗症等病。

取穴

位于颈部,后正中线上,第七颈椎棘突下凹陷中。

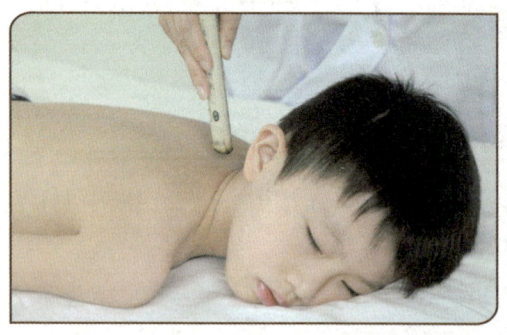